Ruth Inge Thielemann-Franke
Fresssucht

Ruth Inge Thielemann-Franke
Fresssucht
Deine Nachbarin,
die Bürgerin
Thielemann-Franke

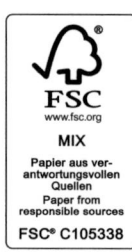

Impressum
Ruth Inge Thielemann-Franke
Fresssucht
Deine Nachbarin, die Bürgerin Thielemann-Franke
1. Auflage 2011
Herstellung und Verlag:
Books on Demand GmbH, Norderstedt
ISBN 978-3-8448-0921-3

Korrektor: Annika Galla, Herne und Kai Jacobi, Rheinberg
Umschlaggestaltung: Ruth Inge Thielemann-Franke, Essen

Fresssucht

Einleitung

Bitte lest erst die ganze Geschichte. Sie ist schon etwas anders als der sonstige Durchschnitt, der sehr häufig zu diesem Thema geboten wird. Danach könnt ihr immer noch entscheiden, ob ihr hier etwas für euch findet oder nicht.

Ich gebe euch tiefen Einblick in meine Seele. Sie ist alles was ich habe und sie ist sehr getreten worden. Da ich selber aber auch nicht mit ihr umgehen konnte, hat sie sehr großen Schaden genommen.

Und um allen schon mal den Zahn zu ziehen, ich würde wer weiß was für ein Geld für dieses Buch bekommen: so ist es nicht. Ich musste erst einmal dafür Geld ausgeben, damit es gedruckt werden kann.

Aber nun zu meinem eigentlichen Anliegen: damit eurer Seele, vielleicht schon vor dem eventuellen Schaden ein Lichtlein aufgeht, dachte ich mir, ich mache was und öffne mich, schreibe das nieder, was ich denke und was mir so passiert ist in meiner Karriere als Fresssüchtige.

Vor allem, was ich so mit mir habe machen lassen, um endlich mein Ziel zu erreichen, schlank zu sein oder zu werden, da ich ja alleine nicht zu Potte kam. Natürlich nur aus Unwissenheit und Naivität. Wobei ich zugeben muss, Naivität habe ich mir leider noch reichlich bis heute bewahrt. Nicht mehr in allen Lebensbereichen, aber eben dennoch in zu vielen Bereichen, die mit dem Zwischenmenschlichen zu tun haben. Und gerade das macht dann die seelischen Wunden. Ihr kennt das doch sicher auch, dass wenn Euch jemand etwas verspricht und sich nicht daran hält, dann ist man doch enttäuscht oder nicht? Und bei mir reichen da kleine Versprechen, wie Verabredungen zu einem Spaziergang oder zu einem Eis, die nicht eingehalten werden auf jeden Fall schon aus. Um es mal ein wenig platt zu sagen: alles was man mir sagt, ist zunächst erst einmal die Bibel bis sich etwas anderes für mich heraus stellt. Sollte sich dann allerdings mal eine Lüge von jemandem zu mir durchgeschlagen haben, dann wird es schon schwierig für denjenigen, dass ich ihm in Zukunft vorbehaltlos gegenübertreten kann.

Wenn ich eins sicher begriffen habe, dann ist es, dass, das die Menschen untereinander viel zu wenig miteinander reden.

Sie reden zwar viel, aber vergessen dann über Dinge zu reden, die für sie selber wichtig sind und die sie vor allem **_selbst_** betreffen.

Aber viel schlimmer ist sie reden oft aneinander vorbei. Und Zuhören, das ist auch so eine Plage - habt ihr schon mal beobachtet wie die meisten Menschen sich einander zuhören? Da wickeln sich meine abgerissenen Fußnägel hoch. Entweder hört der eine nicht hin oder der andere quatscht einfach über etwas ganz anderes.

Warum erzähle ich das? Ich möchte euch damit nahe bringen, dass ihr nicht anders seid als ich. Ich kann mir nicht vorstellen, dass ich dies alles alleine so wahrnehme, denn solch ein Sonderling bin ich dann doch nicht. Darum rede ich **_ehrlich_** und **_unverblümt_** über Dinge, wo sonst keiner drüber spricht, weil man das ja nicht tut. Ja auch in der heutigen Zeit ist das noch so. In der Tat werde ich sehr häufig von meinen Mitmenschen darauf aufmerksam gemacht und ermahnt: Ruth, das kannst du doch nicht machen! Warum nicht? Außerdem kam deren Warnung zu spät. Ich habe mich für ihre Verhältnisse schon blamiert. Wobei ich selber nicht so empfunden habe, nur dass ich ehrlich war in meinen Äußerungen oder meinem Tun, je nachdem, was gerade der Anlass der Beschwerde meines Tuns war - ihrer Meinung nach.

Sehr viele Menschen haben mit meiner direkten, aber dafür aufrichtigen und ehrlichen Art erst einmal Schwierigkeiten. Dafür stellen sie dann später fest: bei mir wissen sie immer, wo sie dran sind und ich sage immer, was ich meine und nichts hinter vorgehaltener Hand. Natürlich nur, wenn sie sich denn die Mühe machen, mich näher kennen zu lernen. Aber diese Mühe bin ich nicht jedem wert, oder im wahrsten Sinne des Wortes bin ich vielen Menschen zu anstrengend. Aber das macht nichts, denn so hat man auch gleich eine Auswahl von Menschen, mit denen man sich nicht beschäftigen muss. Und sollte jemand nicht verstehen was ich sage, kann er mich doch darauf ansprechen; wir haben doch alle einen Mund. Missverständnisse sind schnell aus dem Weg geräumt. Wie heißt es so schön: nur sprechenden Menschen kann geholfen werden. Das stammt nicht von mir. Allerdings kann ich nicht sagen, wer das als erstes auf den Markt der Sprache des Volkes geworfen hat. So ist es doch besser als lange mit einem dicken Hals rum zu laufen oder nicht? So sehe ich das, aber meine Familie, hauptsächlich meine Ursprungsfamilie, meint dann immer, ich wäre einfach nur zu empfindlich in allem, dabei will ich ja alles nur aufklären. Das kann ich wiederum nicht ganz verstehen, da sonst immer _einer_ unzufrieden auf der Strecke bleibt und das würde ich gerne vermeiden. Oder ist das verkehrt?

Allerdings hat das Aufklären auch seinen Preis, denn Wahrheiten tun weh und dann geht es meistens ans Eingemachte. Ich will damit sagen: man muss vor sich selber Dinge und Verhaltensweisen eingestehen, die man gar nicht so gut von sich findet und andere wohl auch nicht und derer man sich wohl auch noch schämt.

Auch wenn, sollte man von anderen noch nicht darauf aufmerksam gemacht worden sein - oder eben doch. Wie auch immer, wichtig ist und bleibt doch, dass man daran arbeitet. Und genau das verstehe ich unter Familie, dass der eine auf den anderen achtet, ihn unterstützt, wenn nötig und möglich, aber nicht gängelt und drängelt nach eigenen Vorstellungen und Wünschen. Also ich meine nach den Wünschen des Unterstützenden, denn das machen *diese* meistens zur Bedingung, dass sie einem nur helfen, wenn man auch ja dieses und jenes macht. Bedingungslos geht mal gar nichts. Jeder Mensch muss aber seine eigene Entwicklung haben dürfen und die kommt dabei meistens zu kurz. Allerdings ist da die Grenze sehr oft schwer zu ziehen, sei es in der Erziehung, bei den Eltern und im Ausprobieren der Grenzen der Kinder. Wenn alles in gesunden Bahnen läuft, wird sich schon ein gutes Gleichgewicht einpendeln. Und die Kinder werden sich sozusagen normal entwickeln, wobei ja keiner weiß, normal - wer legt das fest, woran kann man das oder sollte man das messen? Darum sage ich jetzt einfach mal, Schule, Ausbildung, Beruf, Liebe, Hochzeit, Familie usw. usw.?

Das sehen wir im Durchschnitt alle doch als normal an, wenn wir diese Laufbahn nehmen und alles, was davon abweicht, ist mit Argusaugen zu betrachten und gibt großen Anlass, sich darüber zu stürzen, für negativen Gesprächsstoff meine ich.

Sei es in der Nachbarschaft, Schule oder egal wo auch immer, da kann sich jetzt jeder denken was er will, es passt immer.

Erkennt Ihr Euch?

Nun, heute bin ich eine 54-jährige Frau. Bin weder erwachsen noch rundherum zufrieden. Meistens eher etwas depressiv.

Wieder einmal habe ich mir alles einfacher vorgestellt als es denn dann letztendlich ist. Jetzt habe ich endlich meinen Laptop und sitze hier bei schönstem Wetter vor einem Café mit einem Kaffee Latte und genieße entspannt die Aussicht. Ich könnte schreien ohne Ende: meine Lebensgeschichte könnte nur so sprudeln, aber nichts kommt mir von den Fingern.

Dass ich das mit dem Laptop so betone, hat mit dem Wunsch zu tun, etwas haben zu wollen, was sich auch anders hätte lösen lassen. Auf der anderen Seite dann mit dem erfüllten Wunsch ein bestimmtes Ziel erreichen, nämlich dieses Buch hier zu schreiben. Aber in meinem Kopf hat sich zurzeit festgesetzt, dass ich dieses Ziel jetzt nur noch erreichen kann, wenn ich einen Laptop habe, da ich ja dann unabhängiger bin und meiner Rechtschreibschwäche entgegen wirken kann, weil hier ja ein Rechtschreib-Korrekturprogramm enthalten ist. Und auf dem Papier unterwegs kann ich ja auf diesen Komfort nicht zurückgreifen. Aber was für ein Quatsch. Ein Buch besteht doch nicht nur aus Buchstaben, sondern da gehört doch noch viel mehr dazu. Das habe ich mir nicht einmal klargemacht, sondern dies erst jetzt erkannt, nachdem ich endlich meine Vergangenheit zum großen Teil aufgearbeitet habe und erkennen konnte, was die Fresserei mein Leben lang mit mir gemacht hat.

Und da haben mir die Suchtgruppe und viele andere Dinge bei geholfen, auf die ich später noch genauer eingehen möchte. Denn das Jahr 2010 war in meiner Entwicklung wieder einmal ein sehr ereignisreiches Jahr und ich habe noch jede Menge zu erzählen. Wobei ich die Reihenfolge nicht so ganz einhalten kann. Ich denke mal, wer den Sinn dieses Buches erfasst hat, wird mir verzeihen können. Danke!

Meine Vorteile und Nachteile als Mensch - darüber werde ich auch noch einmal in einem gesonderten Abschnitt eingehen, denn was jetzt kommt, ist bestimmend für mein ganzes Leben. Es ist gar nicht so einfach: es läuft nie so, wie ich es gerne hätte. Ständig lasse ich mich durch was auch immer ablenken. Und das ist ein Riesenproblem oder besser gesagt, das bremst mich oft aus, ohne das ich es merke. Oft habe ich bestimmte Ziele, für deren Umsetzung ich endlos lange brauche. Oder ich erreiche sie gar nicht, weil ich sie mir einfach zu hoch gesteckt habe. Was ich aber heute gelassener sehen kann, denn das passiert wohl jedem mal, dann darf ich mir das auch verzeihen. Und genau das ist es: man darf sich Fehler verzeihen und man darf sich selber mögen. Nur irgendwie schaffen wir - ihr und ich - das nicht so richtig. Genau das ist der Knackpunkt. Wobei ich auf dem besten Weg dahin bin, mich zu mögen. Es gelingt mir immer besser und immer mehr. Sobald das Buch fertig ist, werde ich mich noch mehr mögen. Und wenn ich davon höre, dass ich einen Jugendlichen davor bewahre, solch eine Fresssucht oder ähnliche Karriere zu starten, wie ich sie hinter mir habe, dann werde ich anfangen mich zu lieben. Hoffe ich doch sehr. Ich will es auf jeden Fall lernen.

Allerdings frage ich mich, wie will ich das jemals erfahren? Also ob ich jemanden retten konnte meine ich? Immer dieser Zweifel!

Wahrheitsliebe

In der letzten Zeit sage ich immer: die meiste Zeit meines Lebens habe ich mit 180 kg gelebt, aber doch eher darunter. Und mit "darunter" meine ich in dem doppelten Sinn: einmal das Gewicht von 180 kg und einmal als enorme allgemeine Last. Aber die Lebensumstände empfinde ich im Nachhinein halt als qualvoll vom seelischen Standpunkt aus betrachtet. So dass es mir so vorkommt, dass diese Zeit viele Jahre länger gedauert hat, als es tatsächlich war.

Überhaupt hat sich vieles in meinem Leben verschoben, ich meine damit meine Ansichten. Ansichten, wie ich dachte, dass sie passiert sind oder wie ich sie empfunden habe. In vielen Dingen macht es nicht wirklich etwas aus, dass es doch ein klein wenig anders war, aber in manchen Dingen habe ich dann doch das Gefühl, dass ich Lüge, was mich dann natürlich wieder in Konflikte bringt.

Konflikte, die mich wieder erneut in eine Fresssucht fallen lassen. Denn eine meiner schlechten Eigenschaften ist die, dass ich nicht nur extrem wahrheitsliebend bin, sondern ich bin auch eine, die immer das macht, was man ihr sagt, oder am besten rät. Und ich versuche jeden, aber auch wirklich jeden zufrieden zu stellen. Und dass *das* nicht funktionieren kann, das könnt ihr Euch ja wohl an einer Hand abzählen.

Auf diese Art und Weise habe ich jetzt versucht, umständlich zu erklären, dass es das Eine oder Andere gibt, was ich vielleicht in der Reihenfolge durcheinander bringe oder aber mit den kg nicht auf das Gramm genau übereinstimmt, aber doch sehr, sehr nahe. Das meiste ist doch über die Jahre dokumentiert durch Ärzte, Krankenhausaufenthalte, Bilder usw. usw.

Wenn ich heute zurückblicke, ist mein ganzes Leben eben nur von meinem Übergewicht bestimmt und überschattet. Negativ sowie auch positiv. Was sich ja nicht nachweisen lässt, da ja nicht alle Seiten des Lebens einem gezeigt werden, sondern immer nur die eine, die man sichtbar erlebt und nicht die, die hätte sein können. Ja von klein auf bin ich eben nicht nur schon ein Pummel gewesen, sondern es hieß immer: Ruth, iss nicht so viel, oder: das darfst du nicht, dass macht dich nur zu dick. Also Verzicht auf der ganzen Linie. Oder aber auch die Ermahnung an meine Diabetes, denn da war ich ja auch schon als Kind immer an der Grenze mit meinen Werten. Nur wurde früher, als ich Kleinkind war, eben ganz anders damit umgegangen als heute.

Der Doktor ermahnte meine Mutter, sie sollte dafür sorgen das ich abnehmen sollte und sie ermahnte mich wiederum zum Abnehmen. So entstand ein ständiger Kreislauf: ich solle nicht so viel essen, der dann mein Leben lang anhielt.

Der auch automatisch mein gesamtes späteres Umfeld mit ansteckte: weitere Familienangehörige, Bekannte und Freunde.

Die Zeilen möchte ich einmal schreiben, um mir dieses von der Seele zu reden und zum anderen, um auch eventuell andere daraus lernen zu lassen, wie ich bereits erwähnte, sofern ich denn einen Verleger finden kann, der diese Seiten auch veröffentlichen und absetzen kann. Denn ehrlich, ich bin mehr als überzeugt davon, dass es vielen anderen tausend Menschen genauso geht wie mir, sich ständig mit dem Gewicht rum zu schlagen. Die von einer Diätfalle in die Nächste tapsen und nur ihr Geld verlieren, so wie ich auch, in der Hoffnung endlich so schlank zu sein wie die junge Dame da hinten, die so toll aussieht und sich so schicke Sachen anziehen kann, von denen ich mein Leben lang nur geträumt habe und dann die Folgen, die das dann gehabt hätte. Ich wage es kaum mir auszumalen. Als erstes hätte ich schon mal in meiner Jugend mitreden können, wenn die anderen Mädels von ihren Jungens gesprochen hatten. Denn dann hätte ich, sicherlich auch schon früh eine Liebschaft gehabt oder meint ihr nicht? Ich bin davon überzeugt, denn dann wäre ich ja nicht mehr anders gewesen. Und wenn man nicht gravierend anders ist, entwickelt man sich fast gleich. Ein wenig anders als die anderen ist ja jeder, aber eben nicht viel. Das hätte mich weniger fremd für die anderen gemacht und die hätten vielleicht auch weniger Angst vor mir gehabt. Vor mir Angst zu haben ist wahrscheinlich das falsche Wort, eher befremdlich oder exotisch; belustigend fanden sie mich auch und hätten mich dann weniger gehänselt und geärgert.

Könnte ich mir heute vorstellen, da ich heute weiß, das alles, was fremd ist, eben der Anlass ist, die Menschen die unglaublichsten Dinge machen zu lassen. So weiß ich eben heute, das man mit mir so umspringen konnte, weil ich nicht so war wie die anderen. Aber als Kind verstand ich es nicht und mein Erwachsenen-Umfeld verstand mich nicht. Selbst die einfachsten Fragen, die ich hatte, waren oft zu viel für meine erwachsenen Mitmenschen.

So passierte mir unter anderem auch folgendes: ich glaube, ich war etwa in der ersten oder zweiten Klasse und den Lehrer, den ich hatte, den fand ich einfach klasse. Mann, den habe ich einfach bewundert. Den konnte man fragen, was man wollte, der wusste einfach auf alles eine Antwort, von dem bekam man keine Ausflüchte auf die Fragen oder ein "später" gesagt als Antwort auf die Fragen, die man hatte und das von so vielen Kindern in der Klasse. Na ja, auf jeden Fall wollte ich ihm meine Ehrerbietung zeigen. Und weil ich im Fernsehen gesehen hatte, wie das ein Mann bei einer Frau machte, machte ich das bei ihm: ich küsste ihm die Hand. Oh je, oh je, das hat meine Umwelt nicht verstanden. Da waren die nicht reif für. Meine Eltern mussten zur Schule kommen, ich war in Erklärungsnot und rund herum in mir war der Teufel los. Meine Gefühle fuhren Achterbahn und dementsprechend war auch mein Hunger. Aber das weiß ich erst heute in Zusammenhang zu bringen. Die Erwachsenen glaubten, ich wollte wer-weiß-was von dem Lehrer. Ich dachte, ich hör nicht richtig, als ich das eine und das andere gefragt wurde und begriff, dass die glaubten, ich wollte wohl etwas Sexuelles vom Lehrer, oder was auch immer. Ich wiederum verstand gar nicht, wie die mir solche Fragen stellen konnten oder was die Erwachsenen damit meinten. Da brauchte ich auch erst mal eine Weile, um zu verstehen, worauf die hinaus wollten. Das war für mich ein Querdenken, so wie sie gedacht haben, da kam ich gar nicht mit. Aber es war peinlich ohne Ende.

Und solche Missverständnisse habe ich viele erlebt. Nicht jetzt alle in diese Richtung gehend, aber eben doch, dass meine Mitmenschen etwas total anderes meinten als ich. Weil sie die deutsche Sprache auch anders gebrauchten als ich. Auch wenn ihr hier lest, dann fällt Euch ja schon auf, dass ich manchmal oder auch öfter ziemliche Umwege brauche, um dahin zu kommen, wo ich hin will. Also viele Worte gebrauche, um das zu sagen, was ich eigentlich sagen will. Aber das unterscheidet mich eben vom Nachbarn. Das macht aus mir die Ruth, die ich bin. Das weiß ich aber erst heute.

Und ich finde es heute nicht mehr schlimm, dass es mich ausmacht. Allerdings musste ich erst lernen, dieses zu erkennen. Nun glaubt mal nicht, dass ich jetzt die ganze Weisheit meines Seins gefressen hätte. Nein, nein so ist es noch lange nicht. Da führt noch ein langer Weg dahin. Ich arbeite daran. Wie ich darauf komme, werde ich Euch wieder einmal in einem späteren Kapitel erklären.

Wenn ich das vor 30 Jahren schon gewusst hätte und das über die Ernährung gewusst hätte, was ich heute im Einzelnen weiß, dann wäre meiner eigenen Familie sehr viel Leid und Tränen erspart geblieben. Und mir selber erst mal. Wenn man sich das mal überlegt: was ich alles mit mir habe anstellen lassen, von unzähligen Gesprächen mit Psychologen mal abgesehen, sondern alleine schon so freundliche Menschen, die einen einfach nur nett fanden und denen man leid tat; die einem ja nur helfen wollten, aber nicht wussten wie. Dafür ständig willkürlich in deiner Seele rumbohrten, in dem sie dich mit familiären Fragen bohrten, auf die du gar keine Antworten geben konntest und bei manchen Fragen hast du dich auch noch gewundert, was hat das jetzt mit deinem Gewicht zu tun. Natürlich nichts, die wollten einen dann nur ausfragen; ich selber war so dumm und habe es nicht gemerkt, weil ich nur das Gute in all den Menschen sehe und mir keinen Reim darauf machen kann oder konnte, was sie davon hatten, wenn sie das eine oder andere wissen wollten, was sie nichts anging von meiner Familie, wo sie doch sonst auch nichts mit uns zu tun hatten.

Es gab nicht nur solche Menschen, die meinen Weg kreuzten, sondern auch einige, die wirklich mit Rat und Tat zur Seite standen, die sich echt um mich bemüht hatten. Wo ich auch meine Widerstände, die ich mit deren Vorschriften hatte, äußern durfte und wo dann gemeinsam mit mir nach neuen Lösungen gesucht wurde. Das muss ich schon sagen: diesen Menschen bin ich auch sehr, sehr dankbar. Die haben mir letztendlich geholfen durchzuhalten, dass ich mein heutiges Ziel irgendwie erreichen konnte.

Und denen sage ich hier mal in aller Form meinen Dank und zwar überhaupt möchte ich mich an dieser Stelle bei allen Menschen bedanken, die mir jemals in meinem Leben auch nur irgendwie in irgendeiner Form eine Hilfe zuteil haben werden lassen. Und das meine ich aus tiefstem Herzen. Denn ich wüsste anders nicht meine Dankbarkeit auszudrücken.

Damit sage ich nicht, dass alles gut war, wie es gelaufen ist. Aber ich habe es erreicht und ich möchte - ich will - nie wieder in meinem Leben dick sein. Bitte nie wieder!!! Ich kann nicht mehr alle Menschen einzeln benennen, dafür waren es zu viele, denn den einen oder anderen überdenkenswerten Satz hatten schon so einige von sich gegeben, auch wenn es nicht unbedingt meine Freunde waren, so habe ich doch jedem, der das eine oder andere Wort an mich richtete, aufmerksam zugehört und mir alles durch den Kopf gehen lassen, ob ich etwas von seinem Gesagten verwenden konnte.

Eine Klassenlehrerin hatte ich in der achten Schulklasse, die konnte meine Eltern dazu bewegen, nachdem sie vorher mit mir gesprochen hatte, dass meine Eltern mich für sechs Wochen in ein Krankenhaus zum Abspecken steckten. Dort bekam ich dann zwei Reis-Tage und zwei Obst-Tage in der Woche und an den restlichen Tagen normale Kost. Natürlich auch ein wenig Gymnastik. Aber das war nicht allzu viel oder zu anstrengend für mich. Die ersten vier Wochen nahm ich auch sehr gut ab, bis ich dann von einer mir sehr nahestehenden Person zu hören bekam: „sobald du zu Hause bist, frisst du eh wieder genauso, wie vorher".

Na ja, von da an ging es mit mir bergab. Ich ging ständig zum Krankenhaus-Kiosk und holte mir Fleischwurstkringel so bald ich Geld hatte, oder ich aß den anderen Kindern das Essen weg. Darauf hin hat man mit meinen Eltern gesprochen. Man könne sich nicht erklären was plötzlich mit mir los sei, aber so und so sähe die Lage aus und man würde ja auch auf der Waage sehen, dass ich nichts mehr abnehmen würde. Darum würde es keinen Sinn mehr machen mich noch länger dort zu behalten und mein Aufenthalt wurde vorzeitig beendet.

Danach war die Person glücklich und zufrieden gestellt, denn ich hatte sie wieder einmal glücklich gemacht. Sie hatte ja wieder mal Recht behalten und das war ihr sehr wichtig mit ihrer Aussage. Aber letztendlich auf meine Kosten, wie ich heute weiß. Der Lehrerin hatte ich dann wohl alles erzählt, wie es abgelaufen war. Sie war sprachlos, konnte aber leider nichts daran ändern.

Ich hätte es ändern können, wenn ich meinen Verstand von heute gehabt hätte. Aber den hatte ich damals nun mal eben nicht.

Wenn man nicht sein darf, wie man ist

Wie ich also diese Sachen jetzt geschrieben hatte, verging die Zeit ja doch recht flott und es kühlte sehr schnell ab. Darum suchte ich mir jetzt dann doch mal einen wärmeren Ort zum Weiterschreiben.

Es ist ja nicht nur, dass ich bis heute schon 2x mehr als 100 kg ziemlich zusammenhängend an einem Stück, ohne große lange Zwischenräume abgenommen hätte, nein, die vielen Male, wo ich 10 kg, 20 kg, 30 kg bis 60 kg hin abgenommen und wieder zugenommen hatte, kommen noch hinzu.

Ja, ihr lest es richtig, diese Menge habe ich alle mehrere Male geschafft. Ich wollte unbedingt immer ein guter Mensch sein und mich so herrichten für die anderen, wie sie mich gern gesehen hätten, aber es ist mir nie auf Dauer gelungen. Ich konnte machen, was ich wollte. Mir kam immer wieder das Essen dazwischen.

Aber ich bin stolz darauf, dass ich nie die Schuld daran bei anderen gesucht hatte. Ich wusste ganz genau, dass ich nur zunahm, weil *ich* zu viel aß, aber ich wusste eben nicht die Zusammenhänge, die ich heute weiß. Und das ist eben der springende Punkt. Hätte ich vor 30 Jahren gewusst, was ich heute weiß, hätte ich, wie ich bereits sagte, auch in späteren Jahren meinen eigenen Kindern, meinem Mann und mir viel Leid ersparen können. Aber wie es so schön heißt: vorbei ist vorbei. Jetzt kann man daraus nur lernen und weitergeben an die nächsten, wenn **möglich und gewünscht**. Und das ist das Allerwichtigste: wenn es nicht bei einem selber im Kopf "klick" gemacht hat, kann man sich anstrengen soviel man will, man steht nicht wirklich dahinter, dann werden alle Bemühungen nicht von Dauer sein. Und das ist eine Katastrophe.

Aber mal ehrlich: dass ich so richtig wüsste, wer ich bin, das weiß ich heute ja auch noch nicht. Ich weiß viele Dinge die ich früher nicht wusste, z. B. was ich mir heute auf keinen Fall mehr gefallen lassen würde von anderen Menschen, egal in welcher Situation auch immer. Da habe ich schon mein Lehr-geld in meinem Leben bezahlt, so dass ich mich da auf jeden Fall zur Wehr setzten würde, wenn mir etwas nicht zusagt. Und dass ich mich fühle wie eine Person, die einen geraden korrekten Charakter hat, kann ich auch sagen, aber dann hört es auch schon bald auf. Sicher, ich habe zwar in einem späte-ren Kapitel einige positive Seiten und Kenntnisse von mir auf-gezählt, aber im täglichen Bewusstsein und Leben sind sie mir nicht wirklich präsent, so dass ich da mit Stolz oder Frohsinn mit umgehen könnte. Ich kann diese Fertigkeiten nur gebrau-chen in Form von einer Rechenformel, wenn ich auch richtig mit meinen Gedanken damit beschäftigt bin. So wie "eins und eins ist zwei", also wenn ich dieses und jenes zusammenfüge, dann kommt das und das dabei heraus, aber dazu muss das und das als Voraussetzung geschaffen werden, z.B. andere Men-schen leben einfach und sind so von sich überzeugt, dass ich oft denke, denen kann kein Sturm etwas anhaben. Ich hoffe, ihr versteht, was ich damit sagen will. Es fällt mir schwer an-zuerkennen, dass auch ich etwas Positives in mir habe und die-ses auch benutzen darf und zwar ohne jemanden gesondert darum um Erlaubnis zu fragen. Denn das bereitet mir auch jedes Mal, wenn solch eine Situation kommt, eine riesen Fressattacke, oder Kaufattacke. Je nachdem, wo ich gerade bin oder was der Geldbeutel hergibt. Das ist oft sehr unange-nehm, vor allem, wenn man dann für den Rest des Monats nichts mehr hat, weil dieses Ereignis gerade am Anfang eines Monats stattfand. Wer aber jetzt glaubt, sagen zu müssen, ja aber dann brauchst du ja nur..., tut mir leid, wer bis hier nichts verstanden hat, was ich ihm oder ihr sagen wollte, der oder die sollte dieses Buch in die Tonne werfen.

Die anderen lade ich ein, weiter zu lesen, denn es kommt noch das eine oder das andere Wissenswerte, wenn man mich denn kennenlernen will.

Denn dieses Buch ist wie ein Grabbeltisch im Kaufhaus, für jeden ist etwas dabei, man muss nur die Augen aufmachen und aufmerksam lesen.

Nein, nein, natürlich wusste man, auch ich, damals auch, dass mein ständiges Auf und Ab mit dem Gewicht nur mit der Nahrungsaufnahme zu tun hatte und zwar mit der, die ich mir selber zufügte, nicht dass ihr mich da jetzt falsch verstanden habt. Nein, ich wollte nur sagen, die Sachen mit dem Stoffwechsel, der Insulinfalle, den Kohlenhydraten und dem ganzen Kram, dass man das gar nicht von einem Menschen auf den anderen so 1:1 übertragen kann. Sondern das muss jeder für sich ausprobieren, austesten was sein Körper will. All diese Sachen sind erst jetzt so in den letzten 15 bis 18 Jahren sehr bekannt geworden. Oder besser gesagt, es hat sich in den Erkenntnissen sehr viel an Neuerungen ergeben. Wobei sich viele Ärzte auch heute noch gegen die neuen Erkenntnisse vehement sträuben, um sie anzuerkennen und stellen dementsprechend ihre Ernährungspläne und Empfehlungen immer noch nicht um.

Das wäre ja auch mit zu vielen Konversionen im Denken und mit zusätzlicher Arbeit verbunden, vielleicht auch noch mit dem einen oder anderen Seminar.

Umsonst sind wir keine Individuen. Aber was hatte ich nicht alles ausprobiert im Laufe der Jahre: nicht nur eine Diät jagte die andere, nein, die Zähne habe ich mir aufeinander nähen lassen. 1994 hatte ich meine erste Magen OP, dann wurde ich in demselben Monat noch einmal schwanger mit meinem dritten Kind. Und dann starb als Nebeneffekt mein Magen zum Teil ab, so dass ich 11 Jahre mit einem abgestorbenen Magen lebte. Aber auf diese Sachen gehe ich in einem gesonderten Kapitel noch einmal ausführlicher ein. Ich hatte so im Laufe der Jahre eine zunehmende toxische Vergiftung und mir ging es immer schlechter, nur abnehmen, nein das tat ich immer noch nicht. Da mein Mann und ich aber erhebliche andere Probleme mit den Behörden hatten, die wiederum mit den EU-Gesetzen zusammenhingen und infolgedessen mein Mann und ich letztendlich unser Haus verloren haben und wir heute getrennt leben, war mein Gewicht im Hintergrund, aber das ist wieder eine andere Geschichte. Um das alles zu verstehen, müsste ich zu sehr ins Detail gehen. Das füllt einige Aktenordner. Und beschäftigt nicht nur die deutschen Finanzbehörden und Gerichte, sondern ebenso die niederländischen, wobei wir auch nach 14 jährigem Streiten teilweise gewonnen haben. Aber eben nur teilweise, denn dann konnten wir nichts mehr machen. Weil sich ab 2002 weltweit das Einkommensgesetz geändert hat, und nun Holland genauso wie die USA das Gesamteinkommen eines jeden Bürgers versteuern darf, der in den Niederlanden arbeitet. Wie ich bereits sagte, würde ich allerdings ein neues Buch eröffnen, wenn ich mich jetzt da näher im Detail auslassen würde, das soll jetzt aber hier nicht mein Thema sein.

Da wir zu der Zeit in Holland wohnten und arbeiteten und gleichzeitig eine deutsche Unfallrente bezogen, ist das von Belang.

Das Leben an sich und vor allem, was das Leben aus einem machen kann, kann grausam und hart sein. Wenn man für die Umwelt nicht sein darf, wie man ist, nur weil man nicht essen kann, was man essen möchte, kann es aber noch härter sein. Ich habe schon sehr oft gesagt, dass ich in meinem Leben schon mehr Hunger gelitten habe, als manche Menschen im Krieg. Und das ist sicherlich nicht gelogen.
Was aber zum Zeitpunkt meines Kleinkindseins wissenschaftlich noch nicht bewiesen war und darum von niemandem im Umfeld berücksichtigt wurde - damit wurde das Kleinkind in mir und seine gesamte Zukunft zerstört. Um es anders auszudrücken: ich wurde zerstört - nein ich wurde das was ich heute bin. Aber ich hätte eine andere sein können, eine Person, die sich nicht nur mit dem Essen beschäftigt und sich ständig davon ablenken lässt, was damit zusammen hängt. Sondern ich hätte mich nach meinen Neigungen und Vorlieben richten können, um mich dort weiter zu entwickeln. Heute könnte ich mir vorstellen, dass ich die Energie, die ich für die ganzen Diäten und alles was damit zusammen hing, für die Ausbildung einer meiner kreativen Neigungen benutzt hätte.

Was hätte da nicht alles aus mir werden können? Auf alle Fälle eine ganz andere Ruth. In welche Richtung auch immer. Ich stelle mir natürlich nur die schönste, nämlich eine gute Karriere vor, als Malerin oder so was, Goldschmiedin oder weiß der Kuckuck welche Berühmtheit, oder auch nicht, auf alle Fälle, ich wäre nicht die, die ich heute bin, oder wie ich im Kapitel übers Porzellan noch schreibe, dort eine vielleicht respektable Künstlerin. Man darf ja schließlich träumen oder nicht?

Vielleicht wäre ich ja eine Claudia Schiffer geworden, wer weiß? Auf jeden Fall fühle ich mich heute als ein Nichts, als ein verschenktes Leben, fühlt sich mein Inneres an.

Aber "hätte, wäre, wenn,..."- wollen wir doch nicht dabei stehen bleiben.

Sicher, ich habe heute eine normale Figur für die anderen - für mich mal ja, mal nein. Vom Herzen her nicht immer. Aber um welchen Preis: jeden Morgen beim Aufstehen schreit der ganze Körper erst einmal Aua hier, Aua da. Der nächste Gedanke ist: "Ach was, leg dich wieder hin, unter der Decke ist es schön warm, mach die Augen zu, da bist du geborgen, keiner tut dir was und die Welt ist in Ordnung." Aber irgendwann kommt ein Anflug von Appetit. Was dann? Es beginnt ein großer Kampf im Kopf. Ja, wir hätten da so einiges zur Auswahl. Was machen wir jetzt? Dem Doktor und der Ernährungsberaterin habe ich versprochen, dass ich in den nächsten drei Wochen versuchen werde ganz normal zu essen, mit kleinen Portionen, aber regelmäßig. Leider habe ich mich in der ersten

25

Woche jeden Tag erbrechen müssen. Also was kann ich dann heute anders machen, dass sich das nicht wiederholt? Es ist und bleibt eine Qual. Jetzt habe ich gut abgenommen und komme immer noch nicht zurecht. Mein Leben wird weiterhin vom Essen bestimmt. Es ist auch hier wie eine Endlosschleife. Heute esse ich Tomaten, da kann ich sie vertragen, aber morgen, da geht es nicht, da erbreche ich sie. Oder Gurken oder ein anderes Gemüse. Aber das Allerschlimmste ist, dass ich immer friere, irgendwie ist mein inneres Thermometer kaputt gegangen. Mir ist immer und immer kalt. Ich hoffe nur, dass der Tod wirklich wie eine Narkose ist, dann habe ich keine Angst vor ihm, erstens, weil er dann nicht weh tut und zweitens, weil ich keine Kälte spüre, das ist mir sehr wichtig. Drittens merke ich dann nicht, wenn ich von Würmern aufgefressen werde oder verbrannt werden sollte, oder was auch immer mit mir passiert.

Aber wieder zurück zum Essen. Ich hatte doch tatsächlich geglaubt, wenn ich schlank oder normalgewichtig bin, könnte ich auch normal essen? War das einfach nur ein Wunschdenken von mir, weil ich unrealistisch wie ein Kind gedacht habe? Oder habe ich zu viel verlangt vom Leben?

Ich werde nicht mehr drüber nachdenken es strengt mich nur an und verstehen kann ich es eh nicht. **Es ist wie es ist,** wie mir mal eine liebe Frau gesagt hat und so nehme ich es an, mein Leben, meine ich. Es bleibt mir ja eh nichts anderes übrig.

Es ist so furchtbar anstrengend, sich immer und immer wieder mit dem Essensplan auseinanderzusetzen. Alles aufzuschreiben, was ich zu welcher Uhrzeit esse. Vorher Blutzucker messen, Insulin nach Bedarf unter Berücksichtigung der zu beabsichtigten Broteinheiten zu spritzen. Und nicht zu vergessen, ich bin ja auch noch gegen sieben Lebensmittel allergisch, die da wären: Eigelb, Eiweiß, Kuhmilch, Äpfel, Roggenmehl, Weizen und Tomaten. Die Liste lässt sich doch sehen, oder? Und das sind auch noch Grundnahrungsmittel, aber nichtsdestotrotz möchte ich einen mobilen Tag haben. Also auf und durch. All diese Lebensmittel habe ich früher mit Liebe gegessen und wurden mir immer wärmstens empfohlen, besonders auch bei jeder Diät die Äpfel, alle Roggenprodukte, alle Milchprodukte, Tomaten in ich-weiß-nicht-wie-vielen Varianten. Und ganz ehrlich, bis zu dem Zeitpunkt hatte ich keine Ahnung, dass in Süßigkeiten Weizen oder Ei enthalten sind. Überhaupt habe ich mir über die Zusammensetzung von Lebensmitteln nie Gedanken gemacht. Aber heute, Leute, heute denke ich, sollte ein totaler Strukturwandel in unserer Gesellschaft stattfinden, was das anbelangt und das schnellstens. Aber damit würde ich jetzt wieder ein neues Buch öffnen. Es ist auf alle Fälle sehr schwierig für mich, ständig die Disziplin aufzubringen für mich drei Mahlzeiten zu geregelten Uhrzeiten zuzubereiten. Um nicht zu sagen, es ist mir fast unmöglich. Denn ich fühle mich dadurch so diktiert. Außerdem habe ich keinen Hunger nach der Uhrzeit. Und meine innere Uhr lebt auch nicht so wie die Uhr des Doktors, der mir den Tag vorschreiben will. Das kommt noch zu all meinen Problemen dazu. Jetzt wo ich das niederschreibe, fällt mir das erst einmal auf, dass ich mich ständig einem Zwang unterwerfen will, den mein Körper gar nicht ab kann. Da sollte ich doch mal anfangen, mehr drauf zu hören. Macht eher Sinn, zumindest für mich, oder?

Wenn ich mir meine Essens und Spritzpläne ansehe, ist es mir bis jetzt nicht wirklich gelungen, sagen wir mal eine Woche optimal eine Struktur von 8:00-12:00, 12:00-16:00, 16:00-20:00 einhalten zu können, was das Essen und Spritzen anbelangt, was ich mir generell einmal wünschen würde. Zum einen werde ich trotz vier bis sechs verschieden gestellter Wecker gar nicht wach, sondern mache die Wecker nur aus und verkrieche mich wieder wie vorher schon beschrieben, oder aber ich habe gar keinen Hunger oder mir ist schon schlecht, so dass ich das Gefühl habe, wenn ich jetzt noch was esse, muss ich mich sofort übergeben. Oder aber ich bin unterwegs und esse darum nichts. Aber es macht mir dann auch nichts aus, wenn ich dann nichts esse, ganz im Gegensatz zu früher.

Genauso ist es auch sehr gravierend, dass ich früher keinen Tag ohne Fleisch oder Wurst aushalten konnte. Und heute kann ich Fleisch gar nicht mehr essen. Dann muss ich mich öfter erbrechen und wenn ich mal ein wenig Wurst esse oder zwei Scheiben, keinen Schinken, nur gekochte Wurst und leicht verdaulich, keine Geräucherte, dann freue ich mich schon, wenn ich sie im Bauch behalten kann. Leberwurst kann ich schon mal öfter vertragen. Zuviel Knoblauch darf auch nicht drin sein in der Wurst oder im Essen generell, meine ich, sonst kommt es auch wieder hoch.

Vielleicht greife ich ja hier schon vor, aber ich würde, nachdem ich all das was ich mitgemacht habe, meinem Magen auf keinen Fall wieder erweitern lassen wollen, auch nicht, wenn man mir dazu raten würde, weil es mir dann gesundheitlich besser gehen würde. Ich würde lieber in Kauf nehmen zu sterben, als jemals wieder dick zu werden, so schlimm ist meine Panik davor in meinem Kopf. Es ist unglaublich, wenn ich kann, möchte ich gerne jedem, der die Veranlagung zum dick sein hat, helfen, ein offenes Bewusstsein dafür zu bekommen, um Wege zum Abnehmen annehmen zu können und zu finden, wenn er denn wirklich will.

Jeder, wirklich jeder findet seinen Weg - sucht ihn. Habt Geduld mit Euch, glaubt an Euch, gebt nicht auf. Und fangt immer wieder neu an. Nur so geht es. Immer wieder und wieder und wieder. Lest mal weiter.

Und ein Riesen-Faktor ist Stress, negativer Stress. Mich braucht ja nur die kleinste Kleinigkeit aufzuregen, da kommt mir schon die Magenflüssigkeit die Kehle hoch. Das ist der reinste Wahnsinn, dass ich so empfindlich geworden bin. Das ist mir, ehrlich gesagt, wohl nicht so unangenehm wie die Heulerei von früher, wenn ich von emotionalen Gefühlen übermannt worden bin oder auch heute noch werde, denn dann habe ich immer noch nahe am Wasser gebaut. Ich bin halt so ein Sensibelchen. Kannst nix machen nicht - wie man so schön sagt.

Worauf ich gerne noch einmal eingehen möchte, sind die Lebensmittel-Allergien. Für die, die sie nicht kennen oder eben in anderer Form erleben, möchte ich Euch nur mal kurz darauf hinweisen, dass diese natürlich bei jedem Menschen unterschiedlich auftreten können - wie jede andere Krankheit auch. Die Meisten rufen bei mir einen ordentlichen plötzlichen Durchfall hervor, der aber nicht unbedingt zwingend sein muss. Also wie gesagt, heute kann ich ein Lebensmittel vertragen, welches Spuren von Tomatenmark enthält und morgen nicht. Da ist der Körper sehr eigen, darum hat mir mal ein Doktor gesagt: "Gute Frau, bieten Sie ihrem Körper immer alles an und lernen Sie, damit zu leben, sonst wüsste ich nicht, womit man Sie noch ernähren sollte, es bleibt für Sie nichts mehr übrig." Na ja, und das mache ich dann.

So lebe ich nicht die Krankheiten, sondern die Krankheiten leben mit mir.

Positive Seiten

Da sind wir mal bei einem Punkt, der mir erst in der heutigen Lebensphase so richtig bewusst ist. Nämlich dass ich auch positive Seiten habe und auch trotz aller Nackenschläge einiges geschafft habe in meinem Leben. Und das darf ich ruhig für mich anerkennen.

Die da wären: ich kann sehr gut Handarbeiten. Es macht mir nichts aus, um welche Handarbeit es sich handelt - ob Stricken, Sticken, Nähen, Häkeln, Klöppeln, Malen - egal was, wenn ich mich nur damit beschäftige. Ich bin kreativ genug, dass was Gutes daraus wird.

Auch habe ich vor Jahren in Deutschland und in Holland jeweils Kurse belegt, um das Handwerk zu erlernen, wie man Porzellan-Puppen erstellt. Um dann eigene Puppen von Fotos zu fertigen, auch diese Fertigkeit habe ich erreicht. Nur durch meine ganzen Krankengeschichten, die auch mit dem ewigen auf und ab des Gewichtes zu tun haben, habe ich nicht mehr die Kraft dazu. Es erfordert nämlich sehr viel Energie und Durchhaltevermögen, all diese Dinge zu tun.

Andere gute Eigenschaften habe ich aber auch noch aufzuweisen. Da wäre z.B. das ich sehr gut zuhören kann, wenn ich spüre, dass jemand nicht so gut drauf ist. Und das sehe ich eigentlich sofort, wenn ich mein Gegenüber ansehe. Da bin ich ein sehr empathischer Mensch und fühle mich direkt in meiner Seele berührt und möchte demjenigen wieder auf die richtige Spur helfen. Also damit meine ich, dass er wieder sein Gleichgewicht findet. Und dann gebe ich nicht irgendwelche blöden, sondern eher praktische Ratschläge. Nämlich solche, die ich auch verwenden würde. Etwas anderes würde mir gar nicht einfallen.

Als ein sehr mitfühlender, unter dem Helfersyndrom leidender Mensch würde ich mich mal einschätzen. Da kommen dann schon viele Menschen, die Ratschläge brauchen können, in Betracht. Was natürlich auch wieder beinhaltet, sehr schnell von anderen Menschen ausgenutzt zu werden. Das kennt ihr sicher auch.

Dann habe ich noch zwei Berufe gelernt und den zweiten sogar auch noch einmal auf niederländisch, da wir dort auch für 14 Jahre gewohnt hatten. Da bin ich dort dann auch nochmal in die Ausbildung gegangen. Mein Mann und ich wären gerne dort alt geworden, aber es kam alles anders als vorgesehen war.

Drei Kinder habe ich (wir) auch großgezogen und die sind recht gut gelungen, darf ich voller Stolz behaupten. Also das alleine ist doch schon mal jede Menge oder nicht? Auch wenn das viele tausende Andere auch tun, man muss es aber erst mal tun. Es liest sich alles so einfach, aber in der praktischen Ausführung war es dann doch nicht so prickelnd. Oder besser, immer so einfach. Denn wir hatten ja viele Hürden zu bewältigen, mein Mann, die Kinder und ich. Na, die meisten haben wir ja auch mehr oder weniger gut gemeistert, mit und ohne Hilfe der Familie, je nach Lage der Dinge. Es war gut, dass wir auf unsere Familien zurückgreifen konnten, denn alles hätten wir ohne sie nicht geschafft. Widerstände waren viele zu bewältigen, die Arbeitslosigkeit holte uns immer wieder mal ein, da ich nur für Firmen auf Zeitverträgen arbeitete oder ein Chef mich großkotzig übers Ohr haute mit dem 624-DM-Gesetz. Ja, das sind alles so Dinge. Ich erzähle mal kurz und wenn man dann keine Fressattacke bekommen soll, wenn man dafür anfällig ist, dann weiß ich es nicht. Und die Familie einen dann nicht auch noch finanziell kurzfristig auffangen kann, sieht es sehr duster aus im Leben. Auf den Ämtern hieß es immer: "Nun machen Sie sich mal nicht verrückt, Sie bekommen doch eh alles nachbezahlt."

Aber stellt mal mit dieser Antwort eure Bank zufrieden, wenn die eure Rechnungen bezahlen sollen? Welche Antworten man dann bekommt. Unverschämt könnte manchmal milde sein, je nachdem mit welchem Bein der- oder diejenige an dem Tag aufgestanden war oder welche Laus ihr oder ihm über die Leber gelaufen war, die/der euch gerade am Bankschalter bediente. Sind wir doch mal ehrlich, auch diese Menschen sind Gott sei Dank noch keine Roboter. Wenn auch alles in diese Richtung geht. Aber auch das wäre dann wieder ein anderes Kapitel. Aber was nützen mir die dicken Nachzahlungen, wenn ich alles Geld an die Leute zurückgeben muss, von denen ich mir in der Zwischenzeit für alle möglichen Rechnungen Geld leihen musste. Von den ganzen Peinlichkeiten, die damit verbunden gewesen sind, mal abgesehen.

Zurück zu diesem super Chef. Ich war mit meiner ältesten Tochter schwanger, da habe ich in einem Motel in Übach-Palenberg gearbeitet. Ich hatte ein 624 DM Sparbuch angelegt. Worauf der Arbeitgeber mir jeden Monat 52 DM von meinem Lohn einbehalten musste; und er war gesetzlich dazu verpflichtet, dieselbe Summe dazu zu legen und dann das Ganze auf dieses extra dafür angelegte Sparbuch zu überweisen.

Im August oder September 1982 ist dieser Arbeitgeber dann mit dem Motel in die Insolvenz gegangen. Hat mich aber auf eine linkische Art und Weise einen Vertrag unterschreiben lassen, dass ich nur für die Insolvenzverwaltung arbeite, damit ich abgesichert sei, da ich ja schwanger war, so seine Argumentation.

Damit ist mir das ganze Mutterschaftsgeld noch flöten gegangen, da ich noch kein ganzes Jahr wieder gearbeitet hatte. Pech nennt man so etwas, hat der Richter gesagt, es war alles rechtens, super - nicht wahr?

Ja, und was das 624-DM-Gesetz anbelangt, da kommt das dicke Ende erst noch. Das haben wir erst im neuen Jahr festgestellt, als einfach kein Bescheid kam, dass ich eine Gutschrift in einer Höhe X erhalten hätte auf meinem Sparbuch. Darum habe ich mich zur Sparkasse begeben und mal nachgefragt nach dem Stand der Dinge. Dort wurde mir doch prompt gesagt: für sie ist nie auch nur 1 Pfennig eingezahlt worden. Toll nicht wahr? Ist das nicht schön? Wie viel Mal muss ich "doof" auf der Stirn stehen haben, dass man so was mit mir machen kann? Das Geld konnte ich auch nicht mehr rechtlich einfordern, gut - nicht wahr? Es leben die Bonzen, da sie so ehrlich sind.

Also mein Frust wurde gebührend gefeiert, mit ich-weiß-nicht-wie-vielen Lebensmittel. Ich habe mir jeden Frust weggekocht und weggefressen.

Etwas möchte ich aber noch unbedingt hier loswerden, was mich all die Jahre beschäftigt hat, seitdem ich es erlebt habe, aber nicht mehr losgeworden bin. Und zwar ein Erlebnis, das ich sowohl im deutschen sowie auch im niederländischen Sozialamt fast gleich erleben durfte. Als wären die Vorkommnisse abgesprochen gewesen, was sie natürlich nicht waren. Denn die beiden Erlebnisse machten mich schon einzeln absolut sprachlos und dann noch doppelt? In ein und demselben Jahr, nur einmal gegen Anfang und einmal im Herbst des Jahres? Merkwürdig, sehr merkwürdig. Da frage ich mich doch, warum jetzt schon EU, wenn die Menschen noch gar nicht bereit sind? Naja, ich erzähl erst mal. Also, ich, extrem dick aber trotzdem sauber und klassisch gekleidet, spreche bei den Ämtern vor und möchte Geld haben, weil ich vorübergehende finanzielle Engpässe habe und absolut keine Rechnung mehr bedienen kann. Aber noch weniger den Kühlschrank gefüllt und damit auch nicht die Familie ernähren kann und es ist mal wieder das Wochenende vor der Tür, somit werde ich vor der nächsten Woche keine finanzielle Änderung zu erwarten haben.

Da werde ich von oben bis unten angesehen und taxiert und dann sagt mir der Sachbearbeiter:" Entschuldigung, gute Frau, aber wenn ich ehrlich bin, so wie sie aussehen, kann ich ihnen nicht weiterhelfen, dazu haben sie zu gute Sachen an und die falsche Hautfarbe." Ich schaute ihn ungläubig an, weil ich nicht wusste was er meinte, da sagte er:"Ja, wenn sie schwarz wären, dürfte ich ihnen sofort einen Scheck ausstellen." Da sind mir bald die Zähne aus dem Mund gefallen. Denn wegen meines Diabetes hatte ich schon früh ein Vollgebiss und damit ich nicht umfiel, hatte er mich noch gestützt. Na dann, hatte ich ihm gesagt, da ja jetzt Wochenende sei, ich aber alle Möglichkeiten ausgeschöpft hätte, könne er sich dann um meine Kinder kümmern und ich bringe ihm dann noch die Wäsche zum Wechseln und für den Montag für die Schule vorbei, damit er die Kinder dort sauber und satt abliefern könnte. Denn ich könnte sie zu Hause bis dahin nicht hinreichend versorgen. Unser Kühlschrank sei wirklich absolut leer Dann bin ich die Türe raus - ohne meine Kinder. Da rannte er mir wohl schnell hinterher und es ging doch auf einmal und ich hatte sogar mehr bekommen, als ich gefragt hatte.

Aber im selben Jahr sind wir zurück nach Deutschland gezogen und bis da erst mal alles wieder auf der Reihe war, hatten wir doch tatsächlich dieselbe Geschichte als Wiederholung erlebt. Das fand ich hammermäßig und dann den Euro, den wir alle brauchten, der aber nur die Reichen reicher macht. Und heute im Jahre 2011, so viele Jahre später- die Vorfälle waren im Jahre 1999, die ich gerade beschrieben hatte- wo wir alle mitbekommen wie die einzelnen EU Länder gestützt werden müssen mit dem Euro. Und wir selber ja auch Probleme mit unserer hohen pro-Kopf-Verschuldung haben im eigenen Land. Da frag ich mich doch zum wiederholten Male, bitte, wo sind denn unsere klugen Köpfe? Arbeiten die keine Strategien aus, damit wir mal aus dieser Verschuldung heraus kommen können? Und zwar pronto und ohne dass die unterste und die Mittelschicht die Hauptlast tragen. Es wäre alles kein Problem wenn alle an einem Strang ziehen würden und nicht einer mehr haben wollte als der andere. Es ist wie in einer Familie. Es gilt im Großen wie im Kleinen. Da könnt ihr jetzt maulen, wie ihr wollt, es ändert nichts am Endergebnis. Da brauchte ich keinen Dr.-Titel für, auch keinen geklauten. Selbst da hätte ich so viel Intelligenz gehabt, dass ich so etwas nicht darf, obwohl es nur für die Hauptschule gereicht hat bei mir. Wenn ich nur drei Euro habe, kann ich auch nur drei Euro ausgeben.

36

Oh, da lockt kein Gewinn? Dann darf man das Köpfchen auch nicht anstrengen. Aber gut, ich will nicht das nächste Buch in diesem Buch schreiben. Und trotzdem, all diese Sachen regen mich auf und bringen mich zu Fressattacken. Denn Menschen, die Verstand haben, warum setzen sie den verdammt nochmal nicht für die Allgemeinheit ein?

Was ich noch unbedingt zu unseren EU-Gesetzen loswerden muss, damit ich nicht innerlich platze, ist folgendes: Da ich eine Erwerbsunfähigkeitsrente beziehe, musste ich meine Kinder mit angeben für die Berechnung der Erziehungszeiten. Na, was glaubt Ihr wohl, liebe Nachbarn? Die großen Kinder habe ich nicht anerkannt bekommen. Die existieren sozusagen nicht; die habe ich im Ausland erzogen. Erst einmal war die älteste schon über ein Jahr alt als wir weggezogen sind. Die hätte man ja auf jeden Fall anerkennen können, denn die wurde ja schließlich hier versorgt. Zweitens was ist denn mit unserer heiß gepriesenen EU? Die Milliarden zur Unterstützung der anderen Länder ist in Ordnung, aber für all die Rentnerinnen, die ihre Kinder in den Nachbarstaaten großgezogen haben, ist kein Geld da? Ist die Portokasse zu klein? Wird so nicht auf Regierungsebene Ausländerfeindlichkeit geschürt? Jetzt zählt die EU nicht? Bei der Errechnung der Rente ist es nicht die EU, dann ist es Ausland? Was soll das denn? Was sind das für Maßstäbe? Was verstehe ich da nicht? Oder ist mein Kindergehirn zu klein für Eure hochtrabende Paragraphen, die ihr noch nicht untergebracht habt?

Genauso ärgerlich ist es, ich bekomme, sage ich mal, fünf Euro mehr Rente bei der Rentenerhöhung, damit mir dann gleichzeitig dadurch an anderer Stelle sechzig Euro abgehalten werden, weil ich jetzt in eine höhere Stufe komme. Entschuldigung, aber mir wäre es lieber gewesen, sie hätten sich diese Rentenerhöhung auch sonst wohin gesteckt, denn nach meiner Rechnung habe ich jetzt fünfundfünfzig Euro weniger im Portemonnaie. Vielleicht sollte man nach dieser Methode auch mal im Bundeshaushalt rechnen oder mache ich da vielleicht was verkehrt? Bitte, ich lerne gerne dazu, hab ich ja schon gesagt. Aber bitte kommt mir nicht mit wer-weiß-was für Argumenten, ich rede nur vom normalen Eins-plus-Eins, nicht wahr. Warum braucht die Regierung diesen raffinierten Betrug an ihren Bürgern, nur um uns alle für dumm zu halten? Es wehrt sich doch eh keiner. Hier macht doch jeder was er will, wenn er nur genug Geld hat oder sonst sich zu wehren weiß. Aber wer hier in unserem Lande ehrlich ist, brav und anständig, fleißig, der ist angeschmiert; der bekommt, wenn es eben geht, einen Knüppel nach dem anderen zwischen die Beine geschmissen. Und sei es nur, dass ihn die Steuern auffressen. Die eigenen Kinder können nicht anerkannt werden, aber sobald irgendwo ein Unglück passiert oder ein EU-Land Unterstützung braucht, ist Deutschland mit den Milliarden oder Billarden dabei, gut so. Gutes Deutschland!

Der weiße Hut

Selbst das Schwanger werden war als Dicke nicht gerade ein Kinderspiel. Was hab ich da nicht alles anstellen müssen auf Anraten der Ärzteschaft damit es erst mal klappt. Na ja, das erforderte da schon Fantasie. Es klappte ja dann auch, nur leider etwa gegen Ende des vierten Monats verlor ich das Baby, mit dem Ergebnis, dass ich dann auch nicht mehr Leben wollte. Ich schluckte alles an Tabletten, was ich im Haus hatte, denn ich sah keinen Sinn mehr darin, diese ganzen Mühen weiter auf mich zu nehmen. Bei dem Versuch, mich ins Krankenhaus zu bringen, stürzte ich die Treppe hinunter und bekam ein Gipsbein. Dabei konnte ich mein eigenes Gewicht gar nicht tragen. So hatte ich die nächste Tortur an der Backe. Jetzt wollte ich erst Recht nicht mehr Leben. Es war nicht nur der Frust wegen des Kindes, sondern die ganzen Mühen meines gesamten Lebens. Dieses ewige Auf und Ab mit dem Gewicht. Ich war alles so satt, so kotze-satt.

Im Krankenhaus hatte man mir gesagt, es wären keine kindlichen Teile vom Fötus mehr zu erkennen gewesen, als ich wissen wollte, ob es ein Mädchen oder ein Junge geworden wäre. Und die Frage, ob es vielleicht an den Bluthochdrucktabletten gelegen hätte, dass es verstorben wäre, hat man mir auch nicht klar beantwortet. Dabei hatte ich die Ärzte mehrmals darauf hingewiesen, dass auf dem Beipackzettel stand: nicht bei Schwangerschaften zu nehmen.

So kam es, dass ich zu meiner kirchlichen Trauung mit einem Gipsbein und einem weißen Hut gegangen bin. Denn ich hatte mir bei dieser Aktion die Achillesferse am rechten Bein gerissen und musste 6 Wochen den Gips tragen.

Was wiederum genau in den festgesetzten Termin unserer kirchlichen Trauung fiel.

Meine Mutter hatte mir versprochen, sie bezahle mir ein schönes weißes Kleid, wenn ich bis dahin etwas abgenommen hätte, aber das klappte natürlich nicht. Also entschied ich mich für ein langes Kleid, das ich früher schon gekauft hatte für eine andere Familienfeier. Dieses Kleid war schwarz und darunter lugte jetzt der weiße Gips. Das fand ich ein wenig traurig. Der weiße Hut rundete diese Geschichte für mich ab. Meine Bedürfnisse waren ganz klar andere als ein weißes Kleid, aber welche, das weiß ich bis heute noch nicht. Was ich heute wohl ganz klar weiß, ist, was ich nicht mehr will, wenn ich es nicht mehr will. Und dann darf ich es auch zu 99% sagen. Es gibt nur wenige Grenzfälle, wo ich nicht sagen würde, was mir nicht gefällt, was mir mein Gegenüber antut oder wo er oder es mich mit nervt. Und zwar, wenn ich von vornherein weiß, das käme geistig bei demjenigen gar nicht an. Oder diejenigen würden dann nur mit mir rumdiskutieren wollen oder solche Sachen. Auf so was würde ich mich heute nicht mehr einlassen wollen. Das regt mich zu sehr auf und die Energie würde ich mir ersparen, sie zu verbrauchen.

Und da hab ich auch dazu gelernt, so dass ich mir das nicht mehr antun muss und sagen darf: nein, bis hier hin und nicht weiter. Alles andere ist grenzüberschreitend! Ich habe nie gelernt, dass es für mein Inneres und Äußeres, auch wenn ich es nicht sehe und nicht fühlen kann, doch eine Grenze gibt. Bei jedem anderen kann ich sie sehen, nur bei mir nicht.

Aber wie gesagt, ich bin ja dabei das zu ändern, siehe Kapitel Spiegel usw. Und diese Grenze muss ich finden und sehen wollen, damit ich anderen sagen kann: Halt, hier bin ich! Ich will das oder ich will das nicht. Dazu fällt mir gerade ein, eine mir sehr nahestehende Person machte mir in einer für ihn wütenden Situation den Vorwurf: "Merkst du nicht, du redest nur von "ich", ich, ich, die ganze Welt dreht sich nur um dich!" und zwei Sätze später kam es dieser Person gut aus, mir zu sagen, dass ich ja leider den Nachteil in meinem Charakter habe, mich immer nur um die Probleme der anderen zu kümmern, damit ich keinen Platz und Raum finde, mich mit meinen Problemen auseinander zu setzen. Nun, als ich diese Unterhaltung hatte, kam ich mir mal wieder total verarscht vor. Beschäftige ich mich jetzt nur mit mir oder mit den anderen, beides gleichzeitig geht ja wohl nicht, oder? Habe ich da schon wieder etwas falsch verstanden? Ich denke mal, das wird es wohl sein.

Dabei war der Sachverhalt ganz anders, denn erstens war ich zu diesem Zeitpunkt krankheitsmäßig absolut angeschlagen und mir fehlten einfach im wahrsten Sinne die Worte. Darum gebrauchte ich ständig dieselben, was man von mir nicht so gewohnt war und zum anderen stimmt es tatsächlich: ich beschäftige mich lieber mit den Problemen der anderen. Die tun mir nicht so weh, wie meinen eigenen. Kennt ihr das nicht? Das euch eure Probleme die Luft zuschnüren? Aber davon mal abgesehen liegt dieses Verhalten sowieso in meiner Natur; ich sprach, glaube ich, schon davon: Helfersyndrom. Viel verbreitet unter der Menschheit.

Wenn man sonst nix hat, legt man sich dieses zu und man ist immer beschäftigt. Und es lenkt von der eigenen inneren Einsamkeit ab, die ich manchmal spüre, selbst wenn ich in einem vollgefüllten Raum von Menschen bin. Das können durchaus Menschen sein, die ich kenne. Aber die ich dann gerade mit gedanklichem Abstand betrachte, wie sie sich unterhalten und welche Gesten sie dabei machen und wie sie sich zu einander verhalten. Diese Art der Betrachtungsweise ist zwar sehr interessant und aufschlussreich über meine Mitmenschen, macht mich aber immer von der Stimmung her sehr einsam und bringt auch meistens sehr viel Mitgefühl für die einzelnen Personen in mir hoch, weil ich sie dann plötzlich mit ganz anderen Augen betrachten kann..

Auch solche Augenblicke sind sehr kritische emotionale Momente, in denen ich sehr anfällig für Fressattacken oder Heulausbrüchen bin. Das ist nicht sehr angenehm. Oder ich werde dann z.B. auch in meiner Stimmlage etwas lauter und aufgekratzter und alberner. Da kann dann auch nicht jeder mit umgehen, aber anders weiß ich dann die Anspannung nicht loszuwerden, wobei ich in dem Moment ja gar nicht bewusst mitbekomme, dass ich gerade solch einer Situation ausgesetzt bin. Nur die anderen merken, dass sie mich so nicht wollen, und dann beginnen die Streitereien, die eigentlich keiner will. Mit dem Ergebnis, dass ich mich wieder nur mit Essen ruhig stellen kann bzw. konnte, denn heute kann ich gelassener aus Konfrontationsgesprächen heraus gehen - nicht immer, aber immer öfter. Und das beschert mir jedes Mal ein Glücksgefühl.

Um wieder auf mein eigentliches Anliegen zurückzukommen: Hauptsächlich möchte ich mich an die jugendlichen Mitmenschen wenden, denn davon sind so viele Dicke unter uns. Das meine ich weder kränkend noch abwertend, sondern nur als Tatsache feststellend.

Diese sind so unsicher, wie ich es auch immer war und heute auch noch in manchen Dingen bin, oder auch vielen. Und so denke ich, könnten diese sicher viel von mir lernen, so sie denn wollen.

Den Wunsch, dünn zu sein, muss man selber im Kopf haben und wenn das so ist, muss man sich ihn dann auch immer wieder ins Bewusstsein zurückrufen, sobald er sich verflüchtigt hat. Also z.B. Essattacken oder ähnlichen Unsinn. Ich sage Unsinn, meine aber auch das keineswegs abwertend, sondern sage es aus Verzweiflung, weil immer wieder irgendein Argument kommt, um eine Fressattacke im Kopf zu rechtfertigen. Wie sieht so eine Attacke aus? Nun, ich hatte mal eine ganz besonders schlimme, da konnte ich drei Tage und Nächte an kaum was anderes denken als an Nougatkringel. Damals war ich in Oberhausen in einem Berufsförderungswerk als Umschülerin zur Bürokauffrau. Dem Unterricht konnte ich nicht folgen, weil ich a) an nichts anderes mehr denken konnte und b) weil ich nicht mehr schlafen konnte. Mir blieb also gar nichts anderes mehr übrig als mir am dritten Tag endlich zwei oder drei, ich weiß es nicht mehr so genau, Nougatkringel zu kaufen.
Danach ging es mir erst wieder gut und ich konnte wieder zum normalen Alltag übergehen. Oder auch nicht, denn jetzt kam

ja wieder die Reue, weil ich mir ja untreu geworden war und meiner Sucht nachgegeben hatte; das durfte doch nicht sein. Nun hatte ich ja die Welt wieder gegen mich, was hatte ich nur getan? Böse Ruth!

Die Große Wende

Eigentlich sollte ich doch mal versuchen zu verstehen, was da in mir abgeht, wenn so was mit mir geschieht. Na ja, im letzten Jahr, also mit meinem 53. Lebensjahr, hatte ich die Gelegenheit, in einer Suchtgruppe aufgenommen zu werden. Nicht nur, dass meine Mitmenschen meistens total jünger waren als ich und das gleich 30 Jahre, nein sie waren auch noch absolut nicht fett, sondern Drogen- oder Alkoholsüchtig. Und da hatte sich doch jeder erst einmal in der Gruppe gefragt - was will die Alte denn hier? Und ich hatte mich auch gefragt, was soll ich denn hier, da bin ich ja wohl ganz verkehrt, ob meine Entscheidung da wohl richtig war? Obwohl ich Spannung selber nicht aushalten kann, meine Entscheidung war richtig. Denn ab hier nahm mein Leben eine positive und sehr gute Wende, in der Einstellung zu mir selber.

In einer dieser Runden erzählte ich, was ich mit den Nougatkringeln erlebt hatte und vor allem habe ich über meinen absoluten Favoriten erzählt. Das ist die Buttercremetorte und zwar Mokka, keiner macht die so gut wie meine Mutter. Selbst ich nicht, vielleicht liegt es daran, weil es meine Mutter ist. Ihr versteht, Mama kann keiner ersetzen. Ich kann kaum in Worte fassen, was immer passiert war, wenn ich die Creme

44

gegessen habe. Es war nicht nur ein Feuerwerk auf der Zunge, nein es war ein Feuerwerk im ganzen Körper und sogar auf der Seele. Bei dem Wort Seele kann ich ein Sein in mir spüren. Keine Verbindung von Körper und Gedanken, aber dass etwas in mir ist, was mit mir redet. So wie ich jetzt mit Euch rede und doch ist es nicht dasselbe. Wenn ich all die anderen schlanken Menschen richtig verstanden habe, vor allem die, die sich selber lieben, dann warte ich wohl auf den Moment, wo mein Körper und der Geist sich als eine Einheit fühlen. Oder habe ich da schon wieder etwas verkehrt verstanden? Ich scheine auf etwas zu warten, was einfach nicht kommt oder passiert? Ich habe keine richtige Beschreibung dafür, auf alle Fälle sind dann alle meine Sinne aufs allerhöchste angespannt und warten und warten und warten und nix passiert. Und wehe, wenn ich vom Charakter her ein anderer Mensch wäre und einer würde "bumm" machen, dann könnte aber die Hölle los sein, so fresse ich eben „nur" meinen Frust weg. So geht es zumindest dem Rest der Menschheit besser.

Ja, ich hatte es tatsächlich mit einem Orgasmus beschrieben, aber das wäre eine falsche Beschreibung. Es ist immer eine so unglaubliche Zufriedenheit gewesen, die seinesgleichen sucht. Die wohl auch jeder ein wenig individueller als der andere empfindet. Ich kann es wirklich kaum in Worte fassen, was dann in mir abgeht.

Erstaunlicherweise ging es den anderen Süchtigen genauso wie mir, egal, welche Sucht sie hatten. Sie bestätigten mir mein Suchtverhalten auch in späteren Sitzungen mit meinem

Kaufverhalten, oder auch noch später als ich verschiedene Suchtverlagerungen entwickelte. Unter denen hab ich noch heute zu leiden, aber ich arbeite ständig daran, um auch diese in den Griff zu bekommen. Eine solche Verlagerung wäre zum Beispiel folgende, dass ich mein ganzes Haushaltsgeld direkt am Anfang eines Monats ausgebe für alles Mögliche, was ich mir schon rechtzeitig überlegt habe, aus Angst ich könnte sonst nur alles für Nahrungsmittel ausgeben und dann wieder zunehmen, was ich ja nicht will, aber sehr schnell passieren könnte. Und das ist ja auch nicht gut.

Also ist es besser für mich, den ganzen Monat ohne Geld zu leben und irgendwelche Wünsche, die anfallen während des laufenden Monats für den folgenden aufzusparen beziehungsweise sofort am Anfang des Folgemonats einzulösen. Das ist idiotisch, aber wie gesagt, ich arbeite daran.

Schlüsselerlebnisse

Heute ist das nicht mehr so extrem mit den Fressattacken, seitdem ich ein Schlüsselerlebnis hatte, brauche ich weder diese Creme noch die anderen Lebensmittel in dem Maße wie früher. Ich kann nicht sagen dass ich ganz geheilt bin. Das leider nicht, aber wenn ich früher zwei Brech-Fress-Attacken an einem Tag hatte, dann habe ich vielleicht heute um die sechs Wochen eine oder bei viel Stress dann öfter mal eine. Leider kann ich gar keinen Stress mehr verkraften. Der kleinste Anlass sorgt bei mir schon dafür, dass ich mich übergeben muss, da meine Schleimhäute von Magen und Speiseröhre sofort darauf reagieren. Die sind da wie Sensoren und möchten sofort alle Speisen, soweit noch vorhanden, oder Flüssigkeiten verkehrt herum rausbringen. Das ist keine gute Lebensqualität für mich. Und doch ist der Zustand jetzt so und ich würde auf **keinen** Fall einwilligen, mir den Magen wieder größer machen zu lassen, wenn dadurch auch meine Beschwerden weggehen würden. Ich bin so kaputt durch mein Leben, dass ich mich gewissermaßen jetzt an diesen Zustand irgendwie gewöhnt habe. Oder anders gesagt, ich kann ein gewisses Maß an schlechter Lebensqualität ertragen. Aber noch einmal die einhundert Kilo Grenze erreichen, das möchte ich nicht einmal in Gedanken ausprobieren, dann bekomme ich schon Panik. Aber da ich ja durch die Anzahl meiner Lebensjahre schon die Lebensmitte erreicht habe, würde ich mal sagen, kann ich schon darauf achten, dass ich mir durchaus weniger Stress zulege als der größte Teil der berufstätigen Bevölkerung. Sodass ich mir zumindest da Erleichterung im Leben verschaffe - gegenüber zu meinem früherem Lebensstil.

Es ist sogar soweit mit mir, dass wenn ich mich zu sehr aufrege, bekomme ich eine Urtikaria die meinen Hals total zu schwellen lässt. Auch das habe ich inzwischen ein paarmal erlebt. Na, das ist nicht so schön, da habe ich mich aufgeregt und kaum ein paar Stunden später war mein Gesicht angeschwollen als hätte jemand einen Luftballon aufgeblasen. Zudem wurde die Luftröhre immer enger. Wieder ab ins Krankenhaus.

2002 war ich bei einer guten Psychologin in Geilenkirchen in Behandlung, die kam mal zu mir notfallmäßig nach Hause, weil ich so fertig war, da lag eine riesengroße Mayonnaise-Flasche neben mir auf der Couch, die ich mir immer zwischendurch so in den Mund rein spritzte. Fix und fertig war ich wegen der Gesamtheit meiner Probleme und vorrangig stand an oberster Stelle immer mein Übergewicht. Das Dick-sein hing wie ein Damokles-Schwert über mir, oder auch ein Fallbeil, welches jeden Moment herunter fallen könnte und meinen Kopf abhacken. So kam ich mir zumindest oft vor.

Ja, das brauchte ich, viele Jahre: Fett pur. Was Mayo anbelangte, hatte ich zeitweise Vorlieben für diese Sorte, dann für jene Sorte und in einer anderen Zeit für eine andere Sorte entwickelt. Ich kann jetzt nicht mehr so genau sagen, womit das zusammenhing. Ob ich mich einfach nur an den einzelnen Sorten überfressen hatte oder am Geldbeutel, oder eben an den Rezepten, woraus sie gemacht waren, das weiß ich wirklich nicht mehr so genau. Tatsache war: der Konsum der Mayo war extrem. Ich bekam keine Pommes den Schlund herunter ohne Mayo. In die Tomatensuppe musste Mayo und ich weiß nicht, eigentlich hatte ich mir überall Mayo drauf gemacht wenn ich alleine war. Sobald jemand in meiner Nähe war, war ich ein wenig genervt und ungehalten, weil ich mich ja zusammenreißen musste und mich nicht so schweinisch im Essverhalten benehmen konnte. Es war grauenvoll in meinem Kopf solche Gedanken zu denken, aber sie rechtfertigten noch eine Portion Mayo.
Das war auch eine schwere Zeit. Da war meine toxische Ver-

giftung schon in Gange, aber kein Mensch wusste davon, geschweige denn, es dachte mal einer überhaupt über solch einen Gedanken nach. Wie sollte man auch auf so eine Idee kommen?

Um noch das eine oder andere von der Mayo zu sagen. Sie beruhigte mich einfach den Alltag auszuhalten, hinzunehmen, so wie er war. Denn ich war machtlos etwas zu ändern. Alles was ich versucht hatte, klappte nicht oder war nicht von Dauer. Oder aber es hätte mit zu großen Verlusten zu tun gehabt, diesen Preis wollte ich nicht bezahlen, oder ich hätte zu vielen Menschen vor den Kopf stoßen müssen - auch diesen Preis konnte und wollte ich nicht bezahlen. Also, ich musste praktisch in diesem Sarg bleiben, denn es war wie ein Sarg, oder wie das Korsett, was ich immer getragen hatte. Ich konnte und durfte nicht aus diesem Kokon raus. Ja, genau es war ein Kokon, nur er war organisch wie meine Haut, allerdings ohne Nervenzellen und transparent, darum sehe und fühle ich ihn nicht und doch ist er da. Aber ich kann mich nicht entfalten wie ein Schmetterling, nur hier und da bröckelt jetzt ein größeres Stück vom Kokon ab und da weht frischer Wind in meine Seele und neue Erkenntnisse. Und wie schon gesagt, merke ich jetzt, dass auch ich eine Begrenzung habe. Es wird sich zeigen ob ich die noch ganz auffalten kann, bis ich mein Ende erreicht habe. Da schauen wir mal, ich bin gespannt, aber wie sieht es bei Euch selber aus? Seht ihr Eure Grenzen? Könnt ihr sagen: bis hierher und nicht weiter?

Jeder der mitbekam das ich etwas angeschlagen war und sich seine eigenen Gedanken machte aus der Familie, dachte natürlich: na ja, sie haben nun den dritten Neustart mit einem eigenem Haus gestartet. Das zerrt nicht nur an den Nerven, sondern wie schaffen die das überhaupt, die haben doch eh kein Geld. Kein Wunder, dass sie von Sorgen aufgefressen werden.

An dieser Stelle möchte ich auch noch Folgendes berichten: 2002 glaubte ich immer noch daran, dass wir finanziell alles hinbekommen, wie mein Mann und ich es uns vorstellten und wir wagten ja noch mal ein drittes Mal einen Neuanfang mit einem Haus. Ja und da habe ich all meine Kraftzusammen gesammelt und bin noch mal so richtig produktiv geworden, was das Porzellan herstellen angeht. Ich hatte Vasen, Ostereier, Osterhasen, Puppen, kleine Deko-Teller mit vier Jahreszeiten drauf gemalt und vieles mehr. Das Material dafür hatte ich ja eh schon, ich brauchte also keine neuen Ausgaben machen. Auch die dafür notwendigen Formen hatte ich selber mit meinem Mann hergestellt. Denn ich alleine konnte das nicht, die waren vom Gewicht viel zu schwer für mich, da hatte ich schon keine Kraft mehr für. Meine toxische Vergiftung machte sich schon bemerkbar.

Aber so war es nicht, die direkten Zusammenhänge waren andere wie bereits erwähnt. Das ist aber gar nicht so wichtig, was für mich und meine Seele das Wichtige und Entscheidende war, war folgendes: die Personen auf die es mir ankam, die die Zusammenhänge verstanden, die interessierte es gar nicht wirklich. Die heuchelten mir aber bei der einen und anderen Gelegenheit ihr Interesse vor, und wenn es dann auf

Einzelheiten ankam, fielen sie mir mit anderem Geplapper ins Wort. Oder sollten sich noch andere mit im Raum befunden haben, die mir vorher eine bestimmte Frage gestellt hatten, die sich auf dieses mein Problem bezog, so richteten sie ganz plötzlich während meiner laufenden Erklärung einfach ihr Wort an jemand anderen. Ja, wie höflich ist das denn? Ja wenn ich mir dann nicht wie ein A... vorkam, wie denn dann?

Das war mein Alltag in der Vergangenheit den *ich* nicht so gesehen hatte. Nur heute blicke ich da auch noch immer nicht ständig durch, wenn jemand so auf die Tour mit mir umgeht, ich gehe immer erst mal davon aus, dass mein Gegenüber es normal und ehrlich mit mir meint. Der Schock kommt immer erst viel später. Bewusst fühle ich nur: aua, das tut weh, also diese Bemerkung oder jene. Das Denken kommt bei mir dann immer erst sehr, sehr viel später. Oft zu spät, dann kann ich nämlich nichts mehr zum Guten wenden. Dann kommt nur noch die Traurigkeit über die schlechten Gefühle, dass es so ist, wie es ist und die Sehnsucht über die Gefühle wie ich es gerne hätte. Ich frage mich gerade: würde ich es bemerken, wenn alles so wäre wie ich es wollte? Ich glaube kaum, denn irgendwie scheine ich genau dafür blind zu sein. Doch an manchen Tagen sage ich mir abends im Bett: Heute war ein guter Tag! Dann hoffe ich doch, dass ich auch da noch geübter drin werde. Ich gebe auch da die Hoffnung nicht auf.

An manchen Tagen strotze ich geradezu voll Überzeugungskraft von mir selber und bin auch in der Lage sie an jeden weiter zu geben. Ich wünschte von diesen Tagen hätte ich deutlich mehr. Und nicht nur ich, dann würde noch mehr Positives auf dieser Welt entstehen.

Manchmal habe ich natürlich schon lichte Augenblicke, dann blicke sogar ich sofort durch, wenn mich einer auf die Schippe nimmt. Wie heißt es so schön: auch ein blindes Huhn findet mal ein Korn.
Oder aber, wenn ich mich mal unklar ausgedrückt habe und es dadurch zu Missverständnissen kommt, wenn man dann ein Spät-Denker ist, das ist nicht gut, oh oh, nein, nein. Dann habe ich viel Arbeit um alles wieder zu richten und ins Lot zu bringen. Bis dahin kann aber schon viel Geschirr kaputt gegangen sein, um es mal ein wenig krachend auszudrücken.

Auf alle Fälle folgten mal wieder ein paar anstrengende Jahre, in denen die große Mayo-Tube ein guter Freund von mir wurde. Aber wie gesagt, gleichzeitig kämpfte ich auch dagegen an indem ich jede Woche schön brav zur Psychologin ging.

Dann hatte ich zusätzlich, für vier Stunden, in einer Firma CDs eingelegt. Die Vorarbeiterin hatte ein Familienwappen. Das hatte mir imponiert. Und da ich mich dann damit beschäftigte konnte ich auch erfahren, dass seit ca. 1540 jeder Bürger das Recht hat, ein Wappen zu tragen. Nun, ich dachte auf meinen Porzellansachen müsste sich das ja sehr gut machen und außerdem solle dieses Wappen auch noch ein Zeichen für Exklusivität und Qualität sein. Na und darum habe ich meiner Familie ein Familienwappen gespendet.

Nur hatte ich nicht gewusst, dass ich leider nicht mehr dazu kommen sollte auch dieses Wappen mal auf mein Porzellan zu drücken, denn es kam ja alles anders. Na ja, man kann nicht alles haben, nicht wahr?

Auf alle Fälle hatte ich natürlich auch noch an meinen Arbeiten gezweifelt und darum zwei anerkannte Künstler an zwei unterschiedlichen Tagen meine Arbeiten bei mir zu Hause begutachten lassen. Und sie meinten, warum ich sie im Schrank verstecken würde, nun ich darauf: was soll ich sonst damit machen, ich stelle sie doch nur her, sie sollen doch nicht kaputt gehen - so war das.

Und das ich dann gar nicht mehr daran arbeiten sollte wegen meiner Gesundheit, das konnte zu dem Zeitpunkt ja noch keiner erahnen. Denn beide hatten mich unabhängig voneinander dazu ermutigt, doch mehr zu tun und mich um Ausstellungen zu bemühen in der Stadt und wollten mich auch mit ein paar Leuten hier und da bekannt machen, aber es kam ja alles anders. Da war an eine Künstlerkarriere gar nicht mehr zu denken, da hatte das nackte Leben den Vorrang. Wenn ich jetzt natürlich mal ein wenig träumen und rumspinnen darf, könnte ich mir eine kleine Werkstatt mit ein, zwei Helfern einrichten, dann würde ich selbstverständlich weiter wurschteln.

Da gibt es nix. Denn ich finde, es ist nichts schöner als etwas aus dem Nichts zu erschaffen. Aber alleine reicht leider meine Kraft nicht mehr aus, man muss halt auch mal der Realität ins Auge sehen.

Da muss ich mal wieder etwas einflechten: eine Psychologin raunzte mich mal an, weil ich sie mehrmals aufgesucht hatte und sagte: hören sie mal, von diesen Antidepressiva nehme ich zu, könnte ich bitte etwas anderes haben? Nachdem ich das dritte Mal das gesagt hatte, pflaumte sie mich an, ich sollte mich entscheiden, entweder will ich schlank sein oder ohne Depressionen. Na, was fang ich damit an? Bin ich natürlich nicht mehr hin gegangen. Die nächste Buttercremetorte war fällig, ich liebe sie, die Torte.

Apropos, folgendes habe ich auch mal erlebt: ich war mal wieder total verzweifelt, mir ging es seelisch wirklich schlecht und ich dachte, bevor du dich jetzt wieder durch den Kühlschrank frisst, rufst du den Notdienst an. Gedacht - getan, ich kam hier in Essen in der psychiatrischen Notfallklinik zurecht, es war wie immer wenn so was ist, Wochenende. Na gut, der Doktor meinte: ja jetzt am Telefon, das wäre ja wohl ein wenig schwierig und nachdem er mir noch so einige Fragen gestellt hatte, sagte er, es würde wohl mehr Sinn machen wenn ich mal selber in der Klinik vorbei käme, dann könnten wir von Angesicht zu Angesicht viel besser ein Gespräch führen. Außerdem sei es gerade ruhig in der Klinik, er habe den Notdienst und er könne sich jetzt Zeit für mich frei machen. Er beschrieb mir den Weg und ich trottete dahin, denke mir nichts Böses, denn es war ja die psychiatrische Notfallklinik.

Ich musste mich bei einer Schwester melden und dann irgendwo hin. Ich komme bei ihm an, er meinte, ich müsse mich ausziehen für ein paar allgemeine Untersuchungen, das kam mir spanisch vor, aber dennoch BH und ab Hüfte hab ich alles angelassen. Da meint der Dreckskerl doch wahrhaftig zu mir: nein, alles ausziehen, ich mache dir jetzt eine schöne Liebesnacht, das ist alles was dir fehlt. Danach geht es dir bestens und du bist für immer deine Sorge los.

Und später dann mal, ich weiß im Augenblick nicht mehr genau, wann das war, da müsste ich genau recherchieren, sollte ich im Zusammenhang einer bestimmten Begutachtung zu diesem Arzt und das hatte ich aber abgelehnt. Daraufhin schaute man mich nur komisch an und meinte, das sei doch ein ausgesprochen guter Doktor. Ich jedoch habe nur das erzählt, was mir mit ihm widerfahren war und dann brauchte ich nicht dorthin, aber auch nirgendwo anders. Ich hatte danach nie wieder was davon gehört.

Ja, mein lieber Mann, da habe ich aber Fersengeld gegeben. Das war ja wohl ein Hammer. Wie komme ich denn daran?
Um auf das Schlüsselerlebnis zurück zu kommen:

Das Erlebnis war Folgendes: So ca. alle 6 Wochen bin ich bei einem Psychiater in Behandlung wegen meiner Bulimie und meiner Depressionen. Ja, und im Jahre 2010 am besagten Tag fragt mich der gute Doktor: "Und Fr. Thielemann, wie viel wiegen sie denn jetzt?" Na, sage ich so ca. 72 bis 74 kg, kommt drauf an wie viel Wasser ich mal wieder gespeichert habe. Er schaut mir freundlich mit seinen schönen hellblauen Augen in meine hellblauen Augen und meint wie ganz nebenbei: "Also ganz normal." Aber Moment mal, war das wirklich normal, wie er das gesagt hat? Oder war das eher so ironisch, wie mein Vater früher immer mit mir gesprochen hat. Oh Mann, ich konnte mich kaum noch auf das Gespräch konzentrieren, ich musste immer den Doktor beobachten und versuchen zu analysieren, wie ist seine Körpersprache, passt sie zu dem, was er sagt, oder treten da etwa Disharmonien auf, wie ich sie in der Psycho-Physiognomik gelernt habe. Ich war absolut aufgewühlt. Auf dem ganzen nach Hause Weg habe ich nur denken können, normal, normal was ist normal.

Und da ich keinen Spiegel in meiner Wohnung hatte, in dem ich meinen Körper einmal ganz hätte sehen können, habe ich mir sofort einen per Internet bestellt.

Denn des Doktors Wort *normal* verließ meinen Kopf nicht und wenn ich an mir runter sah, konnte ich trotzdem nach wie vor nicht viel von meiner Figur sehen. Wie gesagt, der Spiegel kam, Gott sei Dank, nach nur drei Tagen (obwohl MIR diese 3 Tage schon wahnsinnig lang vorkamen), und wurde selbstverständlich sofort aufgebaut, kaum dass er zur Türe reingeschoben war. Allerdings schaffte ich das nicht alleine, denn der ist so schwer und das ganze Abnehmen hat mich so viel Kraft gekostet, dass ich mich auch heute ernsthaft frage: wie konnte ich früher mein Gewicht tragen. Nicht nur das, es ist schon peinlich, aber wenn ich sitze, kann ich heute meine kompletten Beine sehen, was mir früher nicht möglich war. Da sah ich sie nur dreiviertel und der Rest war durch meinen Bauch verdeckt. Bei der Gelegenheit muss ich gleich noch was einschieben: ich hatte mal einen Freund, da war ich sechzehn Jahre alt. In den glaubte ich, echt verliebt zu sein. Auf alle Fälle wunderte dieser sich wie man mit so dicken Oberschenkeln die Beine übereinander schlagen konnte. Die ganzen Jahre denke ich über diese Bemerkung nach und überlege was ich davon halten soll; ich komme damit nicht zu Potte, ich weiß nicht, ob ich sie gut finde oder nicht. Allerdings war ich seit dem stets bemüht, immer darauf zu achten, dass es auch so blieb, also dass ich meine Beine übereinander kreuzen konnte, ging das nicht mehr gut, spätestens dann, habe ich mich wieder zu einer neuen Diät durchgerungen. Unter Zwang sozusagen, nicht, weil ich wollte oder überzeugt davon war, sondern weil ich mich genötigt sah. Aber nicht nur das, auch das ständige Wund sein, das war ja auch eine Plage an den Oberschenkeln. Aua, Aua, kann ich da nur sagen, da habe ich mir doch tatsächlich mit vierzehn Jahren Liebestöter anziehen müssen, weil meine Oberschenkel aus rohem Fleisch bestanden. Zu Klassenfahrten bin ich deswegen aus lauter Scham gar nicht mehr mitgefahren. Das war mir gedanklich gar nicht mehr möglich. Ich hätte nicht gewusst, wie ich mich vor meinen Klassenkameradinnen und Kameraden hätte verhalten sollen, in meiner Scham. Das ich heute all die Sachen so benennen kann, hat nichts damit zu tun das ich keine Scham mehr hätte, aber ich habe eine andere Wichtigkeit für all diese Dinge bekommen. Und darum sage ich es noch einmal, mir ist es wichtig, dass so viele junge Menschen wie möglich sich diese Zeilen von allen Seiten kritisch betrachten und dann entscheiden, was sie für sich davon gebrauchen können. Und ich behaupte jetzt einfach mal, wer nicht ganz auf den Kopf gefallen ist, hat gelesen, dass hier obwohl es um die Fresssucht geht, automatisch viele andere soziale Brennpunkte mit berührt werden, die sonst einfach nicht angesprochen werden. Aber dennoch sind sie da. Früher war es der Liebestöter - Heute sind es die langen Shorts unter den Jeans oder Strumpfhosen. Es ließ sich nicht vermeiden, sie anzusprechen, da sie letzten Endes auch zu meinen Fressattacken geführt haben.

Jetzt aber zurück zu meinem Spiegel.

Das Ganze ist nun ca. ein dreiviertel Jahr her, und ich sitze immer noch des Öfteren nackt vor dem Spiegel oder auch stehend und versuche rauszubekommen, was an meiner Figur normal ist. Es kommt einfach nicht in meinem Gehirn an. In diesen Momenten frage ich mich: habe ich für nix und wieder nix abgenommen? Denn da sieht nix normal aus. Jetzt ist es nicht nur noch nichts, so wie ich es gerne hätte, nein, jetzt hängen da auch noch die hässlichen Hautlappen und fiesen Falten und ach wie grausam sieht das denn alles aus! Oh Mann, da kommste doch vom Regen in die Traufe. Ja, ja, wie schon Hermann Hesse sagt, das Leben ist nicht einfach, es hat so seine Aufgaben. Ein Wellenbad ist nix gegen diesen Körper. Nicht nur dass das was *ich* im Spiegel sehe nicht bei mir im Gehirn ankommt, sondern ich greife bei Kleidung immer noch erst zu den größeren Sachen. Und zum Essen kaufe ich meistens gerne für mindestens drei, aber meistens für fünf Personen ein. Ich meine sonst immer zu wenig zu haben.
Ich hab früher nie Lebensmittel weggeschmissen, aber in den

letzten drei Jahren muss ich das ständig und bereue es nicht. Was ich über 50 Jahre gelebt habe, werde ich wohl auch nicht erwarten können, mal eben abzulegen wie einen Pullover. Aber dass es so eine harte Arbeit ist, liebe Jungens und Mädels, egal welchen Alters ihr seid, macht euch auf was gefasst. Ich denke trotz allem es lohnt sich. Es ist eine Aufgabe und wenn es Eure einzige Aufgabe ist, Euch selber hier auf der Erde zu retten,

aber rettet Euch!

Das kann doch sein, wer will das so genau wissen. Spielt ja auch keine Geige, Hauptsache ihr macht was, oder nicht?

Liebe

Kein Mensch kann ohne Liebe und Lob groß werden. Aber wenn es übertrieben wird, merken Kinder das auch, weil es nicht mehr echt wirkt. Kinder sind da sehr feinfühlig. Und ich bin ein sehr feinfühliger Mensch. Das ist aber nicht nur eine Schwäche, sondern auch eine große Stärke von mir. Die ich allerdings erst heute anerkennen kann. Und da sind wir dann bei einem wichtigen Thema, denn es stellte sich immer die Frage, warum mache ich etwas, oder was kann ich damit errei- chen, wenn ich dieses oder jenes lernte, wofür ist das wichtig. Also ich meine, von klein an stellte sich jeder diese Frage, bei jedem neuem Thema welches in der Schule durchgenommen wurde. Und eben nicht nur da. Und dabei ist das gar nicht wichtig, denn eines jeden Menschen Gehirn behält sowieso nur das, was es denkt das es für ihn wichtig ist. Das ist meine eigene Erfahrung. Das andere vergisst er, oder, aber er speichert es sich ab, wo er sich das noch einmal nachlesen kann, noch mal als Information besorgen könnte, falls nötig. Da das meine Erfahrungen sind, gehe ich natürlich immer automatisch davon aus, dass auch jeder Mensch genauso tickt wie ich. Denn ich halte ja auch jeden Menschen für gleich freundlich usw. Usw., aber das hatten wir ja schon. Was ja leider nicht stimmt, oder, Gott sei Dank, je nach Betrachtung. Ich rede natürlich nicht von den Menschen die geistig selbstverständlich mehr auf der Kette haben als ich. Traurig nur, das die unsere Gesellschaft noch nicht verbessert haben, sondern nur an ihr eigenes Wohl denken. Da kann es mit dem besseren Geist doch nicht ganz so hinhauen oder?

Ein gutes Beispiel möchte ich da doch geben und einfließen lassen, für die Sachen mit dem Lob meine ich. Und zwar, wurde ich mit noch einigen anderen Kindern ausgesucht für ein Sonderprogramm, weil meine kreativen Arbeiten hervorragend waren, ich glaube es war, als ich in der 8. Klasse war. Na ja, als ich meine Arbeiten fertig hatte wurden sie genauso im Folkwang Museum ausgestellt wie von den anderen Kindern auch, aber von meinen Eltern, von denen ich mir das Lob erhofft hatte, da kam nichts. Und das ist etwas wo ich eigentlich mein ganzes Leben lang hinterher gejagt bin und wohl auch noch jage, aber doch nie zum Ziele kommen werde. Denn meine eigenen Erwartungen liegen da viel zu hoch, die können mir meine Familienmitglieder nicht erfüllen. Sie sehen und leben das

Leben mit anderen Augen. Auch wenn viele andere Menschen mir das Gefühl geben ich würde das Leben mit meinen Augen richtig sehen, so muss ich doch anerkennen, dass ich das nicht auch von meinen Familienmitgliedern erwarten kann.

Als ersten Beruf habe ich Fotolaborantin in einem Fotofach-labor gelernt. Eigentlich, wollte ich Goldschmiedin werden, aber da gab es damals hier in Essen keinen Ausbildungsplatz. Dann, sagte ich, dass ich Dekorateurin werden möchte, doch da bekam ich zur Antwort, damit die Leute nur vor dem Schaufenster stehen bleiben, wenn so eine Dicke da ihr Fett hin und her bewegt? Und das tolle grinsen welches mich dann ermutigen sollte endlich abzunehmen, werde ich nie vergessen. Es hatte allerdings nicht die Wirkung, die sich diese Person wohl erhofft hatte, aber sie wusste es wohl nicht besser, als mich mal auf diesem Wege darauf aufmerksam zu machen, das ich da doch mal was gegen mein Dicksein konsequenter sein müsste. Damit sage ich nicht, dass es eine weibliche Person war, das möchte ich doch mal betonen. Denn wer auch immer, das hier liest, es machen sich ja so alle ihre Gedanken. Und was ich auf jeden Fall an Missverständnissen ausräumen kann, das will ich gerne tun.

Na ja, habe ich gesagt, dann eben Fotolaborantin und dabei bleibt es. Aber, aber, der Wille und das Umsetzen, das sind immer zwei Paar Schuhe. Und weil ich nirgendwo etwas bekam, hatte ich mich vom Arbeitsamt und meiner Mutter belat-schern lassen einen Lehrvertrag in einer Näherei zu Unter-schreiben.

Denn beim Arbeitsamt hatte man ja auch noch gemeint, mit so einer schlechten Note in Rechtschreibung kann man nur noch in einer Näherei arbeiten. Das war ja sowieso der Knaller, wenn ich mir dann ansehe wo ich später überall gearbeitet hatte, frage ich mich erstens, was hatte ich mir alles erzählen lassen und zweitens, wie konnte ich das alles dann später doch auf einmal schaffen? Ist doch erstaunlich? Hatte ich dann plötzlich eine Erleuchtung? Oh, ich fühle mich geehrt, ich bin eine erleuchtete, ich bin eine erleuchtete. Nein, nein, so ist es dann wohl eher nicht, da mache ich mir mal nichts vor. Nun ich hatte als Datentypistin, mit was weiß nicht mehr wie vielen Mindestanschlägen die wir in der Minute haben mussten, bei einer großen Versicherungsgesellschaft gearbeitet, zwar auch wieder nur mit einem Zeitvertrag aber immerhin. Das war als die Wiedervereinigung war und die ganzen Ostverträge aufgenommen wurden, danach wurden wir nicht mehr gebraucht. Beim Rechtsanwalt, im Motel an der Rezeption, ach ich weiß nicht, wo noch überall, auf jeden Fall, wo Büroarbeit gefragt war und überall kam ich zu Recht. Und Mindestanforderungen hatte man schon zu leisten im Büro, welche, die übers Nagelfeilen hinausgingen. Ich hatte schließlich nirgendwo als Chefin angefangen. Also musste ich arbeiten für mein Geld.
Wie gesagt, der Vertrag war schon unterschrieben, dann mussten wir durch eine riesen Halle wo ich, ich weiß nicht wie viele Nähmaschinen hintereinander standen und ratterten und ratterten. Mein Kopf, der dröhnte Augenblicklich. Nein, das kann nicht meine Zukunft sein, oh Gott Mama, dass darf nicht sein. Kaum waren wir draußen durch das große Tor auf der Straße fing ich an zu brüllen, heulen nicht schreien, Mama da

gehe ich nie wieder hin, nie wieder. Oh, oh, das geht doch nicht, sagte sie, du hast unterschrieben, dann gehst du aber selber hin und machst das rückgängig. Ich meinte, das ist mir egal, das ist mir zu laut, da geh ich nicht mehr hin, ich will Fotolaborantin werden, wie ich gesagt habe. Na ja, als Näherin hätte ich ja noch etwas Geld verdient, als Fotolaborantin ja nicht. Denn im ersten Lehrjahr gab es gerademal 40,- DM. Soviel kostete schon die Fahrkarte jeden Monat zum Ausbildungsplatz. Meine Lohnstreifen habe ich noch Heute. Auf jeden Fall, wie es der Zufall so will, es gab auf einmal eine Lehrstelle für mich.

Wo ich aber die ganze Zeit hin will ist folgendes: von meinem ersten Lehrlingsgehalt hatte ich meiner Mutter einen Blumenstrauß mitgebracht, aber der fand einfach nicht die Beachtung die ich mir gewünscht hätte. Bei einer befreundeten Familie meiner Eltern hatte ich gesehen wie die Tochter das bei ihrer Mutter tat und die Mutter war anschließend so nett mit ihrer Tochter umgegangen, das ich davon ausging, das, das jede Mutter macht, denn meine Mutter ist ja auch die Mutter die ich kenne und liebe. Nämlich die meine. Wenn ich ehrlich bin, führen meine Eltern, auch heute noch das Wort in meinem Kopf. Da muss ich auch noch dran arbeiten, aber das ist dann wieder ein anderes Kapitel. Auf jeden Fall war das Blumenstrauß annehmen ein kurzes ja, und dann zum Alltag zurückzukehren, für mich ein Grund für eine ausgiebige Fressattacke, denn ich fühlte mich total gekränkt und zurück gestoßen. Da fällt mir ein, als ich das erste Mal meine Tage bekam da hätte ich mir auch ein wenig mehr Wärme und

Betüddelei gewünscht. Aber als ich damit rauskam was ich wollte, bekam ich zur Antwort: was willst du, warum stellst du dich so an, du kennst das doch von deiner Schwester. Das fand ich nicht sehr nett. Auch wenn ich es kannte, ich fühlte mich trotzdem nicht wohl. Ich fühlte mich einsam und allein. Aber ich hatte ja den Kühlschrank, der wurde geräumt und das große Donnerwetter und Theater des Familienvorstandes kam dann hinterher. Es war wie immer, eine scheiß Stimmung. Darauf folgten dann immer wochenlange Vorträge die alle gut gemeint waren, aber eben nie Langzeit Erfolge brachten. Und von mir, wie immer nicht verstanden wurden, beziehungsweise nicht zu meinem Herzen und Verstand vorgelassen wurden.

Da mein Lehrherr damals den Kleinbetrieb nur mit Lehrlingen aufrechterhalten konnte, war ich schon dankbar dass er mich ein paar Monate über meine Lehrzeit drüber hinaus beschäftigt hatte. Eigentlich wartete ich jeden Tag auf einen Bescheid für eine Umschulung, denn leider hatte sich direkt zu Beginn meiner Lehrzeit eine schlimme Allergie gegen die verwendeten Chemikalien entwickelt, so dass ich die Lehre schon vorzeitig abbrechen sollte - auf Anraten der Ärzte und Krankenkasse. Dagegen hatte ich mich aber vehement geweigert. Ich bestand darauf die Lehre zu Ende zu machen, was ich ja auch mit Erfolg getan hatte.
Was ich aber sagen wollte war, die Frau von meinem Chef war auch eine liebe und nette, sie sorgte dafür, dass ich ins Knappschaftskrankenhaus zum Abnehmen kam, um meiner Problem endlich Herr zu werden. Ja, da war ich dann für ca.

sechs Wochen zur psychologischen Begutachtung und musste dann erzählen was sich so alles Gewichtsmäßig relevantes bisher bei mir abgespielt hatte. Auf alle Fälle kam am Ende die Diagnose fehlgeleitete Kindheitserziehung raus, das werde ich nie vergessen. Man sagte mir die Diagnose, aber niemand sagte mir was ich jetzt damit anfangen sollte oder konnte. Sollte ich mir die jetzt einrahmen, zusammen rollen und als Zigarette rauchen oder was sollte ich damit machen? Ich weiß es bis heute nicht. Ach jetzt verstehe ich, dann fährt ja nur mein Zug im Kopf verkehrt. Aber welche Gleise muss ich umstellen? Muss ich jetzt von vorne anfangen zu suchen? Nein danke, ich habe keine Lust irgendwelche von meinen Hinter mir liegenden Jahren zu wiederholen.

Bei dieser Gelegenheit fällt mir ein, dass folgende Situation auch für eine Fressorgie gesorgt hatte.

Ich weiß nicht mehr genau, ob ich schon in die zweite oder dritte Klasse ging, auf jeden Fall meine Eltern waren es satt das wir Kinder immer heulend nach Hause kamen und uns beschwerten, der oder die hatten mir weh getan. Na ja, wir sollten uns selber zur Wehr setzen, wenn uns andere Kinder ärgerten oder verprügelten, nur anfangen sollten wir nicht. Und eines Tages habe ich das dann auch getan. Der Straßenkamerad hatte mir zum wiederholten Male seelisch wehgetan und dass ganz schön ordentlich. Nur von außen sah dass keiner und darum wurde das auch nicht anerkannt, von niemandem. Was für eine Gemeinheit. Die Narben sind groß. Na ja, ich habe ihm dann eben aufs Gesicht gehauen. Ich glaube ein Zahn hat ihm dann gefehlt und der Mund hat ein wenig gelitten.

Danach habe ich gelitten, denn dann stand er mit seiner Mutter vor unserer Haustür. Wie auch immer, mir ist es jedenfalls auch nicht gut bekommen denn meine Eltern waren total inkonsequent mir gegenüber, erst sollte ich mich wehren und dann ist es wieder verkehrt. Und wenn ihr jetzt meint, ja aber auf die Wahl der Mittel kommt es natürlich an, na der war doch älter und größer als ich. Wie hätte ich den denn bitte schön anders in den Griff bekommen können? Der war mir doch haushoch in allem überlegen. Von da an hat der und auch andere mich aber auch in Ruhe gelassen mit den blöden Sprüchen. Ziel erreicht, würde ich sagen. Bitte ich stehe nicht auf Gewalt, aber manchmal sollte man sich die Verhältnismäßigkeit der Umstände gut durchdenken um etwas durchgehen zu lassen oder nicht? Denn ändern kann man es nach dem es geschehen ist ja sowieso nicht mehr. Also ich fand die Tracht Prügel und das Theater hatte ich nicht verdient, ich hätte ein „gut gemacht Ruth" verdient.

Also, lecker Essen musste her, es gab keinen anderen Ausweg, nach dem die Erwachsenen so auf mich reagierten.
Sehr früh habe ich gemerkt dass ich vom Wesen her ganz anders bin als die Anderen. Also das ich irgendwie anders Ticke vom Denken her. Wenn ich mit den anderen Kindern in meinem Alter gesprochen hatte, hatte ich oft das Gefühl die verstehen gar nicht was ich rede, auch hatten sie oft eine andere Wortwahl als ich. Oft kannten sie die Wörter nicht die ich gebrauchte. Ich hatte sie von den Erwachsenen aufge-

schnappt, auch aus Büchern, darum ging ich davon aus, dass sie richtig waren und fand es toll sie zu wissen und zu gebrauchen. Das grenzte mich auf der anderen Seite ab und aus. Und machte mich zur Einzelgängerin was mir damals nicht bewusst wurde, sondern mir wurde nur bewusst ich bin dick, so darf ich nicht sein. So schob ich auch alles was mir an Negativem widerfuhr automatisch, auf das dick sein und ich konnte keine anderen Zusammenhänge erkennen. Jeder der mich mochte oder zu mir gehörte sprach mich darauf an, so darfst du nicht sein und nicht bleiben, tun deine Eltern nichts dagegen? Du hast so ein schönes Gesicht, da muss man doch was tun können. Das verstehe ich nicht. Und ich weiß nicht, was sie sonst noch alles zu Wettern hatten, auf meine Eltern.

Wie Übergriffig, sie kannten weder meine Eltern, noch versuchten sie mit meinen Eltern in dieser Beziehung Kontakt aufzunehmen, nahmen sich aber das Recht raus so zu reden.

Aber bei mir blieb nur hängen das ich mich schuldig fühlte, da ich ja gar nicht wirklich verstand was die von mir wollten. Ich tat doch alles, was die wollten. Ich fühle mich nicht nur schuldig und schlecht, wegen meines Aussehens, sondern auch, weil ich meine Eltern so damit reinriss. Also in den Focus der Geschehnisse und des ständigen Geredes. Immer und immer wieder wurde ich, wie ja schon erwähnt, von Hinz und Kunz auf sie Interviewt. Mit jedem Gespräch wuchs auch meine Schuld. Ich folgte einer Diät nach der anderen, ich sprach mit meinen Eltern, Die oder Der haben gesagt ich sollte da und dort hingehen und das und das machen. Ja und dann bin ich dort hin gestiefelt und habe das getan was man mir aufgetragen hatte. Meistens war es irgendein Vortrag mit irgendeiner Verkaufsveranstaltung im Anhang. Aber Geld um die angebotenen Produkte zu kaufen hatte ich sowieso nicht, also wie sollte ich das Gehörte dann umsetzen, ich wusste nicht wie? Und da ich die Veranstaltungen eh alleine besuchte, wurde anschließend hauptsächlich nach dem Kostenfaktor gefragt und dann war die Sache sowieso erledigt. Oder aber, irgendwelche Gerätschaften sollten angeschafft werden für viel Geld, die dann nicht benutzt werden würden, weil keiner die Disziplin aufbringen würde um auch die ständigen Übungen damit zu machen, oder mich dabei zu kontrollieren. Wobei damit der Erfolg auch noch Fragwürdig gewesen wäre, so dann man auch alles nach genauer Anweisung hätte befolgen müssen. Oder aber zu Hauf wurden irgendwelche Eiweißpräparate in Tabletten- oder Pulverform angeboten, die man als Drink oder als Suppe zu sich nehmen konnte. Sozusagen als Ersatzmahlzeit. Viele solcher Präparate werden auch heute noch feilgeboten, aber über deren Sinn und Zweck darf man ruhig geteilter Meinung sein.

In der Zeit meiner Verblendung habe ich gerne auf solche Präparate zurückgegriffen in der Hoffnung aber jetzt, jetzt wird es mir aber endlich helfen. Ich bin super motiviert und gehe voller Stolz und Elan an die Sache, ich will abnehmen und es muss endlich klappen, ich habe dieses und jenes Ziel. Andere können das auch, dann kann ich das auch und das wird schon und das sage ich mir dann jeden Tag aufs Neue. Und klasse, die ersten drei Wochen funktioniert es ja auch immer wieder.

Und dann? Was ist dann? Steht dann die Welt auf einmal Kopf? Ich habe keine Ahnung. Du stehst schon auf und die Welt ist einfach eine andere. Ich kann noch nicht einmal sagen warum. Es ist einfach so. Kennt ihr das auch so? Und dann bleibt das so, du kannst das Ruder nicht mehr rum reißen, es bleibt scheiße, den ganzen Tag, die ganze Woche und der Erfolg der letzten drei Wochen den kannst du dir von der Backe kratzen, das ist ja wohl mal klar. Als ich in späteren Jahren mein eigenes Geld verdiente, habe ich selbstverständlich auf all diese Mittelchen zurückgegriffen und musste leider feststellen, dass da meine Eltern doch Recht hatten. Außer ein riesen Loch in meinem Portemonnaie, hat das nicht viel bei mir bewirkt. Und eine Erfahrung nach der anderen bin ich selbstverständlich auch reicher geworden.

Ich habe ja am eigenen Leib gespürt dass ich keine Klamotten bekommen habe und wäre gerne selber schlank gewesen, aber **_wie_** und vor allem **_ohne_** Quälerei und Hungern. Egal ob es Schuhe, Oberbekleidung oder Unterwäsche war. Es war immer ein Drama mit meiner Mutter einkaufen zu gehen, denn in der Kinderabteilung gab es schon lange nichts mehr für mich. Außerdem steckte sie mich schon mit 12 Jahren in ein tolles Korsett das wie ein Panzer war. Da habe ich viele Jahre mit gelebt. Heute bekommen mich da keine 10 Pferde mehr rein, wie man so schön sagt. Heute muss jeder den Anblick meines Fettes ertragen. Das Drama war sowohl für meine Mutter als auch für mich, so habe ich es auf jeden Fall empfunden. Sie hätte mich nicht nur gerne kindgerecht gekleidet, sondern ich hatte das Gefühl sie hätte mir auch gerne schöne, wie man so sagt richtige mädchenhafte Kleidung gekauft. Heute kann man die Mädchen ja oft nicht von den Jungen unterscheiden, Kleidungsmäßig jedenfalls. Ist ja auch kein Problem so meine ich das nicht.

Nur wenn ich so an meine beiden Mädels denke, ich muss schon sagen ich fand es auch immer schön, wenn die wie kleine Prinzessinnen rausgeputzt waren, mit ihren Strohhüten und so Accessoires. Das haben sie sich ja nicht viele Jahre gefallen lassen, dann war es vorbei mit Mamas Kleidergeschmack. Ich war inzwischen 12 Jahre und die 100 kg waren schon lange erreicht. Jeder Einkauf entwickelte sich zur Qual. Es war nicht nur lästig die An- und Auszieherei unter den Blicken der umstehenden Leute die einen mitleidig begutachteten. Nein, die dazukommenden Kommentare, die, die einen, oder anderen sich nicht verkneifen konnten, das war dann doch sehr unangenehm. Aber als ich selber Mutter, wurde machte ich doch prompt denselben Fehler, mit meinen eigenen Kindern, ich hab mich genau in diese Falle mit reinziehen lassen und mit fremden Leuten über meine Kinder gesprochen über ihre Essensgewohnheiten während sie sich in der Kabine umgezogen haben. Dafür möchte ich mich Heute und hier in aller Öffentlichkeit bei allen dreien entschuldigen. Es war mir zu dem Zeitpunkt nicht bewusst und es tut mir aufrichtig Leid.
In dem Moment habe ich nur an meine eigene Unsicherheit gedacht liebe Kinder, nicht an Euch. Bitte verzeiht mir.
Überhaupt bin ich ein total gestörter Mensch geworden was das Essen anbelangt. Darum schreibe ich ja diese Zeilen und ist es mir ja so wichtig dass ihr hoffentlich etwas Positives

daraus für Euch nehmen könnt. Ihr solltet nicht dieselben Fehler machen wie ich. Nämlich euer ganzes Leben nur von morgens bis abends so vom Essen bestimmen zu lassen wie ich es tat. Um dann plötzlich 54 Jahre alt zu sein und so gut wie keine Lebensqualität mehr zu haben. Und nicht, *__nicht__*, das Leben gelebt zu haben was du hättest leben sollen oder können, nämlich deinen Neigungen entsprechend oder besser anders formuliert, dich erst einmal in deinen Stärken formen und ausbilden zu lassen. Aber da kam ich ja gar nicht zu, denn weder ich noch jemand anderes erkannte meine wirklichen Fähigkeiten, jeder war nur mit meinem blödem Übergewicht beschäftigt, was nicht in Ordnung war und was ich einfach nicht auf die Reihe bekam. So das völlig unter ging, das ich auch ein paar gute Eigenschaften hatte, die es wert gewesen wären, gefördert zu werden.

Somit führte ich ein total fremdgesteuertes Leben. Ein Leben nur von einer Diät zur nächsten, die meinen Tagesablauf, den meiner Kinder und meines Mannes zum größten Teil mit bestimmt hat. Und sogar auch einen großen Teil noch Einfluss auf den Rest meiner Familie genommen hat, denn es kamen ja ständig Rückfragen ob die eine oder andere Diät von Erfolg gekrönt war oder nicht. Und falls ja, dann wollte der eine oder Andere sie ja auch gerne ausprobieren. Was ja durchaus auch verständlich war, denn auch der oder die Andere hatte schließlich auch das eine oder andere gute Kg zu viel mit sich rumzuschleppen.

Zurzeit sitze ich beim Hausarzt und bekomme eine Eiseninfusion über einen Port. Dieser Port wurde mir gelegt weil ich so gut wie keine Venen habe wie man so schön sagt. Ich aber des Öfteren eine Eiseninfusion nötig habe, da wohl mein Körper aufgrund meiner Krankenvorgeschichte kein eigenes Eisen mehr bildet, oder zumindest nicht mehr in dem Maße wie es nötig wäre. Es ist sogar so, dass ich auch seit 2005 schon *vier* oder *fünfmal* Bluttransfusionen bekommen musste, weil ich irgendwo Blut verliere, wobei unklar ist, wo genau. Durch die viele Schnibbelei im Körper bekommt man dann tatsächlich vom Doktor im Krankenhaus gesagt: kann ich nicht genau sagen wo das bei ihnen herkommt. Es kann an ihrer Grunderkrankung liegen. Und wenn ich dann Frage was ist denn genau meine Grunderkrankung, dann zucken sie die Schultern, weil sie nicht wissen wo sie anfangen sollen. Aber da ich ja schon so manche Antworten gewöhnt bin, gebe ich nicht mehr auf alles einen Kommentar und auf diese hatte ich mal besser auch geschwiegen. Es schien mir sinnvoller für alle Anwesenden.

Zu den Venen möchte ich noch sagen von 1975 bis jetzt hat sich der Zustand meiner Venen nicht gebessert, aber in den Jahren als ich extrem Übergewicht hatte, musste ich mir sehr viele Beleidigungen vom Pflegepersonal anhören und zwar von der untersten intellektuellen Stufe bis zur obersten intellektuellen Stufe, da nahm keiner ein Blatt vor den Mund.
Jeder meinte berechtigt zu sein mir einen einschütten zu müssen, nur weil sie nicht an mein Blut kamen. Ist das nicht toll? Mit welcher Berechtigung glaubten diese Menschen, Menschen wie mich oder uns (falls du auch zu denen gehören

solltest die so schlechte Venen haben) so fertig machen zu dürfen, oder uns Ratschläge geben zu dürfen obwohl sie niemals in ähnlichen Situationen stecken werden. Der Operateur der mir die Gallenblase damals operiert hatte, meinte zu mir: na wir sind aber auch ein Elefantenbaby. Bei der OP haben wir wohl eine Leiter gebraucht. Nett nicht wahr? Was wollte er mir damit sagen? Glaubte er, mir sei noch nicht aufgefallen das ich dick sei und er müsse mir das auf diese Weise sagen? Fand er das Spaßig? Oder vielleicht sogar zärtlich für ein 18 jähriges Mädchen? Ich weiß es bis heute noch nicht. Oder aber, es handelte sich etwa sogar um einen Menschen wie einen Doktor der vor mir steht, selber ganz doll übergewichtig ist. Dieser sichtbar an seinem roten Kopf an Bluthochdruck leidet und Raucher ist. Dieser Mensch stinkt dann nach frischem Rauch und verpasst mir dringend eine Abmagerungskur, verbietet die Nikotin falls ich Rauche und den Kaffee, so fern ich Kaffee trinke, da ich meine Gesundheit mit all diesen Gewohnheiten aufs äußerste strapaziere und gefährde. Ich bin durchaus Herzinfarkt oder Gehirnschlag gefährdet da ich Bluthochdruckpatientin und insulinpflichtige Diabetikerin seit ewigen Zeiten bin. Wie abgefahren ist das denn? Das ist nicht nur einmal sondern mehrmals vorgekommen und zwar von Allgemeinmedizinern sowie Zahnärzten auch.

Auf solche Ratschläge kann ich gerne verzichten. Warum Maßen sich diese Menschen so ein Verhalten an? Wie kommen die dazu. In meinen Augen sollte ihnen wegen Respektlosigkeit vor anderen Menschen der Dr. Titel abgenommen werden, weil sie den Dr. Titel falsch verstehen. Wow jetzt bin ich meine Wut mal anders losgeworden. Falls ihr meint das wäre nicht wichtig, irrt ihr Euch, denn auch das kam angeblich nur vom Essen, was aber gar nicht stimmte. Aber der Stachel saß erst einmal in meiner Schuldenseele und sitzt da eigentlich heute noch, obwohl ich schon seit 10 Jahren den Beweis in Natur vor mir habe. Denn eine Nichte von mir ist klein und zierlich und ihr wurde schon mit ihrem 16. Lebensjahr die Gallenblase entfernt, wenn ich richtig informiert bin. Und nur bei mir soll es das Übergewicht gewesen sein, was der Auslöser war? Ich arbeite ja daran **diesen Ballast** loszuwerden und von allem Dünnschiss den mir fremde Menschen als Narben in meiner Seele verpasst haben loszukommen. Oder anders gesagt, die Narben die ich mir aus Dummheit habe verpassen lassen.

Um zu den Geschehnissen von 1975 zurückzukommen, muss ich mal eben etwas ausholen. Als ich 18 Jahre alt war hatte ich eine akute Bauchspeicheldrüsenentzündung die wohl durch zwei riesen Gallensteinen in den Gallengängen und einer verstopften Gallenblase ausgelöst wurde. Die Steine habe ich übrigens heute noch die haben sich nicht zersetzt. Das sind trockene 2cm dicke Kugeln. Na ja, mein Zwergfell war ordentlich dabei entzündet und die Gallenblase auch. Nachdem ich dann ca. 4-6 Monate am Tropf gehangen habe und nur mit null Diät bzw. Tropf ernährt wurde, was ich aber nicht ganz ausgehalten hatte, da ich mir ab und zu unbedingt Fleischwurst Kringel am Büdchen im Krankenhaus holen musste, sonst wäre ich verrückt geworden im Kopf. Dann wurde mir die Gallenblase entfernt und dann noch mal 14 Tage liegen, danach wurde ich endlich endlassen. Das war verdammt lange. Und ich hatte während der ganzen Zeit keine psychologische Betreuung oder

74

Beratung weder für den langen Krankenhausaufenthalt noch für die schwere der Erkrankungen noch für mein Übergewicht. Mit allem musste ich sehen wie ich alleine klar kam. Aber Vorwürfe und gut gemeinte Ratschläge wie jetzt alles besser werden muss, die habe ich natürlich zu Hauf bekommen. Die bezogen sich wohl alle ausschließlich auf mein Körpergewicht. Letztendlich habe ich aber alleine dagestanden, denn ich wusste doch gar nicht wie ich das gehörte, so denn ich es noch wusste, in den Alltag umsetzen sollte.
Erstens ich musste von meiner Freundin wieder weg ziehen. Zweitens musste ich erst mal wieder gesund werden, aber irgendwie wollte mir das nicht so recht gelingen.

Wie heißt es so schön, den Leitfaden fürs Leben, den gibt es nicht. Es kann einem nur gezeigt werden wie man Laufen lernt, aber laufen muss man dann alleine. Nur manche brauchen dazu ein paar Hilfsmittel. Aber bis man genau das richtige Hilfsmittel gefunden hat das kann dauern, wie man an mir sieht. Vor allem muss man erst einmal begreifen das man überhaupt eines braucht. Aber wer nicht wagt, der nicht gewinnt und wer nicht Probiert der nicht studiert. Und in der Ecke liegen bleiben und sich geschlagen geben, das kann man immer noch.

Als ich von der Gallen OP aufs Zimmer zurück kam hatte ich direkt zu meiner Mutter gesagt die haben da etwas in meinem Bauch vergessen, es blubbert da so doll. Naja, es kam wie es kommen musste, drei Monate später wurde mir an der Bauchspeicheldrüse eine Zyste mit $1\frac{1}{2}$ Liter Wasser weggenommen. Jetzt wusste ich, was da so geblubbert hatte nach der Gallen OP. Dazu hat man mir dann ein Stück Darm auf die Bauchspeicheldrüse genäht um ein eventuelles späteres nochmaliges abfließen zu ermöglichen falls sich erneut eine Flüssigkeit dort ansammeln sollte.

Das war ein Hammer hartes Jahr. Jedes Mal wenn ich heute Bauchschmerzen habe kommt die Erinnerung und Angst an die damaligen Schmerzen zurück. Das war sehr schlimm. Vor allem die Zeit bis ich erst mal ins Krankenhaus verfrachtet wurde. Das hatte gedauert. Ich wohnte ja mit einer Freundin zusammen. Die Freundin war natürlich eine super Schlanke, die immer auf Ritt war. Und ich war sozusagen das Hausmütterchen. Auf jeden Fall bin ich schon drei bis vier Tage zu meinem damaligen Hausarzt gegangen und hatte ihm mein Leid geklagt. Er gab mir krampf lösende Zäpfchen und ich nahm sie in der Hoffnung das es besser wird. Aber so war es nicht, es kam das Wochenende. Der Freitag, meine Freundin ließ mich allein, ich nahm die Zäpfchen die betäubten mich zwar im Allgemeinen, der Schmerz kam aber trotzdem durch. Irgendwie habe ich immer das Gefühl bei Schmerzen, das Milch mir Linderung verschafft. Warum das so ist, habe ich keine Ahnung. Aber nicht nur Milch, sondern ich muss mir wohl auch etwas gebraten haben, also Brot und Eier. Aber ohne wirklich klar bei Verstand gewesen zu sein, denn erstens habe ich ziemlich rumgesaut und zweitens habe ich nicht wirklich gegessen, denn ich scheine nur einen Bissen genommen zu haben und danach mich erbrochen. Also ging es mir immer schlechter. Dann habe ich mir ein neues Zäpfchen rein gepfiffen. Ja und so ging es dann bis Sonntag. Da bin ich vollkommen nackt und nur mit einem Cape bedeckt zu meinem damaligen Hausarzt, der nur ein paar Haustüren weiter wohnte gekrabbelt, weil ich keine Zäpfchen mehr hatte und bat ihn mir zu helfen. Aber das tat er nicht. Er meinte ich sollte nach Hause gehen, er habe mir genug gegeben, er könne nichts mehr für mich tun, ich solle meinen Rausch ausschlafen. Naja, dann musste ich wieder gehen. Dann kam meine Freundin nach Hause und hat bald einen Schlag bekommen wie es bei uns aussah und meinte nur dass sie jetzt meine Eltern anrufen würde. Das hat sie dann auch getan. Sie meinte zu meinen Eltern, die Ruth stirbt mir hier unter den Händen weg, dabei war sie kaum zu Hause, also was hat sie denn dafür getan das es mir besser ging? Noch nicht mal eine Tasse Tee hat sie mir gemacht geschweige denn das sie mal für ein wenig Zuspruch dagewesen wäre. Meinen Eltern gegenüber Tat sie aber so, als ob sie sich für mich aufopferte. Aber solche Menschen habe ich dann in meinem Leben viele kennen gelernt. Die findest du an jeder Ecke und überall, wenn du selber nichts Böses denkst und einfach nur gutgläubig und naiv bist. Ich wollte das eigentlich nicht dass meine Eltern kamen, meine ich. Weil meine Freundin mich ja so zur Sau gemacht hatte, wie es bei uns gerade aussah und ich wollte mich ja auch nicht vor meinen Eltern

blamieren, aber mir ging es echt schlecht, so dass ich doch froh war, das jetzt jemand kam, von dem ich mir dann Hilfe versprach. Das Wort Mutter verspricht dann doch Wunder wenn es einem schlecht geht. Nun, so kam es ja dann auch, meine Eltern hatten den Notarzt angerufen und dann nahm alles seinen Lauf. Schnell wurde ich mit Blaulicht und Tatü-Tata ins Bethesda Krankenhaus gefahren und die Intensivstation war nicht mehr weit. Ja so verlief das Jahr 1975. Das hat tiefe Spuren bei mir hinterlassen und doch konnte ich nicht zum Abnehmen bewegt werden. Damals meine ich, zum dauerhaften Abnehmen. Übrigens lernte ich während des langen Krankenhausaufenthaltes eine ältere Dame kennen die so ein wenig die Mutterstelle bei mir vertrat. Ich hatte das gerne angenommen und es tat mir sehr gut. Diese Frau besuchte ich auch später sehr häufig und als ich dann von einem Besuch mal spät nach Hause fuhr, musste ich am Bahnhof einige Zeit auf den Bus warten. Tja und als ich so wartete, näherte sich mir ein schlanker Mann, etwa so groß wie ich und mit einem hellen Regenmantel, Trenchcoats sagt man glaube ich auch dazu, gekleidet. Na ja, er hatte beide Hände in den Taschen und lächelte mich an während er auf mich zukam. Er sprach mich an mit allgemeinem Geplapper über den schönen Tag und dem Wetter, obwohl wir doch eigentlich noch Regen für den Tag angesagt bekommen hatten. Ich dachte mir nichts dabei und antwortete ihm, denn schließlich ein paar Meter weiter waren ja auch noch ein paar andere Leute gestanden, so etwa drei bis fünf. Ich kann es Heut nicht mehr genau sagen. Na auf alle Fälle holt dieses Miststück eine seiner Hände aus der Manteltasche und hält sie mir gefüllt mit einer weißen Flüssigkeit unter die Nase und meint: ich Liebe Frauen mit so fetten Ärschen.

Ich erstarrte zu einer Salzsäure. Und ehrlich, irgendwie bin ich das heute noch, merke ich gerade. So eine Sau. Manchmal denke ich, bestand ich denn für die anderen Mitmenschen nur

aus Arsch? Oder wie sehen Männer die Frauen, wenn sie sich per Wichsvorlage einen runterholen. Bleibt die Frau dann noch Frau, oder wird sie dann ein Objekt. Ihr wisst schon, es wäre wieder ein anderes Kapitel, welches ich hier natürlich nicht eröffnen möchte. Es sei dazu noch zu sagen von den umstehenden hatte niemand etwas zu dem Vorfall gesagt und ich war so geschockt das ich noch nicht mal sagen kann ob die anderen etwas mit bekommen hatten oder nicht. Der Typ hatte mich eine Weile beobachtet, ca. fünf Minuten, ich kann es echt nicht mehr sagen, und dann verschwand er.
Ich war nur noch fertig und konnte kaum glauben was mir da widerfahren war.

Nein, ich musste erst durch eine andere Schule gehen, um dauerhaft abzunehmen. Und zwar war ich mit meinem Sohn schwanger. Die letzten drei Monate ging es ihm und mir so schlecht dass ich im Aachener Klinikum betreut werden musste. Nun, für den der es nicht weiß, das Aachener Klinikum besteht aus sehr vielen Glasscheiben und wenn man dort abends über die Flure geht, ist das als würde man sich dauernd im Spiegel sehen. Ja, was ich aber eigentlich erzählen will ist, dass ich meinen dicken Wanzt über die Flure geschoben hatte und mich fürchterlich vor mir selbst geekelt hatte. Ich wollte dieses Kind in meinem Bauch gerne haben, konnte aber gleichzeitig nicht auf die mir verbotenen Zigaretten und das Essen verzichten. Auf der einen Seite sollte ich essen was es dort zu essen gab und nur von diesem Essen nahm ich zu mir. Und auf der anderen Seite hörte ich dauernd irgendwelche Vorträge von irgendeiner Schwester, Pfleger, Arzt (ich wurde sogar auch zu Vorlesungen gebeten und als ich da hinging kam ich mir vor wie bei einer Kaninchenshow, nur nicht so klein, eher Elefanten Show) oder von der eigenen Familie über dieses oder jenes Essen was ich doch besser lassen sollte. Ich war innerlich der Verzweiflung nahe, äußerlich kamen wie immer die Tränen. Es hieß dann wieder, ja Dir kann man aber auch nix sagen, du bist ja so empfindlich. Ich frage mich wie kommt das nur, wenn doch dreißig Leute versuchen den Baum mit einem gewaltigem Axtschlag an der gleichen Stelle einzuschlagen, wieso fällt der dann auf einmal plötzlich beim 31. Schlag um? Nur weil er zu empfindlich war? Die Wunden auf meiner Seele sind da, ich kann sie nicht wegradieren. Und der Spruch: Alles was mich nicht umbringt macht mich härter, der mag ja stimmen, aber es dauert halt. Es gibt eben Blitzmerker und langsame Denker. Es gibt Bill Gates und gewöhnliche Menschen, so wie mich oder euch. Na, ich bin doch wirklich ein dummes Ding. Ein Naivchen eben. In der inständigen Hoffnung ihr kommt früher dahinter, schreibe ich ja wie bereits erwähnt diese Zeilen um auch meine Erfahrungen von meiner Seite kund zu tun. Ich glaube wirklich der eine oder andere Hinweis könnte Euch hilfreich sein. Tja ich bin und bleibe gewöhnlich, da gibt es nix dran zu rütteln. Aber es stört mich auch gar nicht, ich wüsste nicht was daran verkehrt sein sollte? Stellt Euch mal vor, wir hätten die große Mittelschicht nicht mehr, wie sollte sich dann die Ober- oder Unterschicht abheben können. Wie auch immer, wieder zurück zu meiner Schwangerschaft 1984/1985. Wichtig für das Folgende ist nur, dass ich mich für meinen fetten Umfang geschämt hatte, und das so sehr wie noch nie zu vor. Wenn ich abends zum

Rauchen gegangen war und meine Babykype vorwärts geschoben hatte, ich musste ob ich wollte oder nicht, automatisch in die Scheiben blicken und sehen was für eine Gestalt sich dort entlang schleicht.

Natürlich wurde ich dort von sehr netten, sehr lieben Ärzten und Schwestern betreut. Es war nicht alles negativ, falls das bisher so rübergekommen sein sollte, war das ein absolutes falsches Bild und das hatte ich so auch nicht übermitteln wollen. Es bezog sich nur auf Venen, Fett sein, Bemerkungen machen, welches Recht dazu haben oder besser wer gibt wem die Berechtigung oder Qualifikation dazu? Ein Doktor war dabei, der hatte mir sogar finanzielle Hilfe für ein halbes Jahr gegeben. Was ich ihm leider bis heute noch nicht zurückgezahlt habe, was ich wohl gerne täte wenn ich es könnte. Und zum andern, war es mir nicht gelungen mit der Methode wofür er mir das Geld gegeben hatte auf Dauer so viel abzunehmen wie ich es mir vorgestellt hatte. So dass ich mich getraut hätte, mich voller Stolz bei ihm zu präsentieren um ihm zu zeigen was ich geschafft hatte. Damals ging ich zum wiederholten Male zu den Weight Watchers.

Nein, nein, es war alles in einem kümmerlichen kläglichen Rahmen von ein paar wenigen Kg. Vielleicht 10-15 Kg, ich weiß es heute nicht mehr genau. Aber meine Enttäuschung darüber, die fühle ich noch heute ganz groß. Denn ich war so glücklich darüber das wenigstens mein, unser, Sohn gesund zur Welt gekommen war und das bei einer Spontangeburt mit knapp 11 Pfund und 60 cm Größe. Er war 1985 der Erstgeborene im neu hergerichteten Klinikum in Aachen. Wir waren sogar mit Bild in der Zeitung, aber doch eher zu Ehren des Oberarztes, der extra, wie versprochen die Silvesterfeier wegen unserem Sohn und mir verlassen hat, als wegen des neuen Erdenbürgers. Denn der Zeitung war es noch nicht einmal einen kleinen Blumenstrauß wert, obwohl ich trotz meiner Probleme solange für und mit meinem Sohn gekämpft hatte das alles gut wird. Und darum haben wir unserem Sohn aus Dankbarkeit für die gute Begleitung in den ganzen langen Monaten den gleichen Vornamen gegeben wie der Oberarzt hatte, und schön ist er ja auch noch, der Name, der Arzt natürlich auch.

Es hat sich auf jeden Fall gelohnt, das durchhalten meine ich. Denn er ist heute ein stattlicher junger, hübscher Mann. Natürlich nicht wegen des Namens, ihr Scherzkekse. Unser Sohn, nicht der Arzt meine ich.

Damals wurden glaube ich alle Glasscheiben erneuert, teure Angelegenheit. Aber es hat sich wohl gelohnt, denn das Klinikum ist auch heute nach 26 Jahren noch im Betrieb. Und genau diesen Doktor wollte ich aber nicht enttäuschen. Wieder der falsche Ansatz, nur kam ich auch da, erst später dahinter. Es musste doch mal Klappen, dass ich endlich die verdammten Pfunde loswurde. So viele andere Menschen schafften das doch auch. Stand doch alle Nase lang in der Zeitung. Also nee nee, es muss doch auch für mich einen Weg geben. Auch ohne Appetitzügler. Von denen hatte ich in meiner Jugend so viele gegessen und vor zwanzig Jahren nahm ich auch davon ab, ja ich glaube die ersten hatte ich mit dreizehn Jahren geschluckt. Aber heute nicht mehr, erst einmal hatte sich die

Zusammensetzung der Tabletten ganz verändert und zweitens hat der Körper sich schon auf die Wirkstoffe eingeschossen, so dass mein Gehirn genau wusste welche Impulse es loslassen musste, um so zu tun als hätte ich nichts eingenommen. Oder aber, in den Tabletten ist wirklich nichts drin, das weiß ich natürlich nicht. Ich kann ja nicht jede Packung analysieren lassen. Aber eines weiß ich sicher, die Zusammensetzung ist heute in jedem Falle eine andere. Denn Früher bekam ich davon immer Herzklabastern, heute nicht mehr.

Der Ballon

Ja, dann hörte ich von einer Studienkollegin in Holland, das man sich in Brunssum einen Magenballon einsetzten lassen konnte, der dann verhinderte das, man zu viel Nahrung zu sich nahm. Wow, ich hatte davon schon mal in der Zeitung was gelesen, aber nun stand eine Person Leibhaftig vor mir, die ich als extrem dicke Frau kannte, die jetzt total schlank war. Ich war begeistert und wie einfach und cool sie alles beschrieben hatte, ein Kinderspiel. Das musste ich machen, da musste ich auch dran kommen. Da in der Zeitung alle Berichte nur von den USA waren, fragte ich meine Kollegin direkt wie sie denn daran gekommen sei, ich würde das gerne auch machen wollen. Nun, gerne war sie nicht damit rausgerückt, aber nach langem bohren dann doch. Ich also ab zum Hausarzt, denn ich hatte nur Glück weil ich in den Niederlanden wohnte, in Deutschland wurde das nicht gemacht und schon gar nicht auf Kosten der Krankenkasse. Aber gut da möchte ich mich besser jetzt nicht weiter zu auslassen, es gibt zu viele Wenn und Aber und Für und Wider, die man jetzt anbringen könnte und schon hätten wir wieder ein neues Buch.

Alles wurde besprochen und in die Wege geleitet, der Termin kam und ich war endlich auf meinem Zimmer. Keiner hatte mir vorher gesagt, was auch gut so war, das ich den Ballon zusammengerollt zwar, aber eben doch so im Ganzen runterschlucken musste. Ich sagte nur, wie bitte und stand da sprachlos mit riesigen Augen und meinte, tut mir leid, das geht nicht. Ja, aber sie wollen doch, oder nicht? Ja ich will, auf jeden Fall! Ja dann probieren sie doch erst mal. Ja ich probierte, nehme den Schlauch in den Mund und Kotze die Schwester voll. Es war mir endlos peinlich und mein Blutdruck schoss Augenblicklich in die Höhe. Das Theater war groß, es war nichts zu machen, es vielen auch ein paar unschöne Worte und ich war mal wieder der Verzweiflung nahe.

Man wollte mich gerade nach Hause schicken, da kam ein Doktor und meinte: normaler Weise machen wir das nicht, aber in diesem extremen Fall machen wir mal eine Ausnahme, sie werden den Ballon unter einer Kurznarkose in den Magen eingeführt bekommen. Mir fiel ein Stein vom Herzen. Ich kann ihn heute noch plumpsen hören. Dazu müsste ich dann aber erst mal einen Tag dort bleiben, einmal, weil ich heute so gestresst wurde und zweitens damit sichergestellt werden kann, das ich nach der Narkose auch sicher abgeholt werden kann, damit ich nicht selber mit dem Auto nach Hause fahre.

Gut, dann haben wir das so gemacht. Es war alles kein Problem. Auch die Umstellung zu Hause klappte recht gut, ich hatte mir das alles etwas schwieriger Vorgestellt, ich war zufrieden. Es war alles kein Problem. Nach vierzehn Tagen bin ich wieder zum Krankenhaus hingefahren zur Nachuntersuchung und hatte dem Doktor gesagt, es klappt ja alles super mit dem Ballon nur bin ich jetzt immer so extrem müde, ist das normal? Da meinte er, sie sehen auch ziemlich weiß aus im Gesicht, Gehen sie doch mal bitte zur Blutentnahme. Gesagt - getan, es ergab sich, das der Doktor mir eröffnete, das mir der Ballon leider die Magenwände kaputt scheuerte und ich deshalb ständig Blut verlöre und ich darum nur noch einen Blutgehalt von vier Komma sechs hätte und er mich deswegen nicht mehr nach Hause lassen dürfe. Er verstünde auch gar nicht warum ich noch aufrecht stehen könnte. Der Ballon müsse selbstverständlich sofort entfernt werden und ich bekam die ersten Bluttransfusionen in meinem Leben. Das war ein herber Schlag. Ich verstand die Welt nicht mehr. Es schien doch alles Mal glatt zu laufen. Waren die vierzehn Tage Frieden für mein Leben schon zu viel des guten? Scheinbar Ja?

Es gab aber noch einen anderen Weg, ich hatte doch irgendwo gelesen, dass man sich die Zähne aufeinander nähen lassen kann. Schließlich wohnte ich ja in Holland, also ab zum Zahnarzt, in Deutschland wurde so etwas ja auch wieder nicht gemacht. Dort vorgesprochen, der mich zur Zahnklinik geschickt. Neuen Termin abgemacht, gezittert und gebangt, wird es vielleicht abgelehnt, komme ich mit meiner Anfrage durch oder nicht? Ich fieberte dem neuen Termin entgegen.

Oh man im Kopf, was sich da ja alles abgespielt hat, weiß ich heute kaum noch zu beschreiben. Wie sage ich es meiner Familie, das gibt endlose Diskussionen und das ewige Nachfragen Oh nein, Oh nein, da stehen mir jetzt schon die Haare zu Berge. Das ganze Für und Wieder, mache ich das richtige, wie werde ich damit reden können, was werde ich in Zukunft Essen können und vor allem wie? Wie kann ich die Nahrung dann aufnehmen? Alles nur noch durch einen Strohhalm? Und wie rede ich dann mit den Kindern, können die mich dann noch verstehen? Die sollen doch gerade sprechen lernen. Tja, ich sah mich mit Problemen konfrontiert, wo ich dachte mein lieber man hab Vertrauen in das Leben an sich und lass es auf dich zukommen. Es gibt für alles eine Lösung, so war es immer und so wird es immer sein. Es ist eine andere Frage ob einem die Lösungen gefallen, das möchte ich an dieser Stelle mal betonen. Aber da könnte man ja vielleicht etwas dran ändern, es kommt immer auf die Möglichkeiten und Umstände an, aber? Jawohl das wäre ein anderes Kapitel. Und in der Tat so war es dann auch, als die Zähne über einander genäht waren, hatte ich eine kleine Lücke zwischen Ober und Unter Kiefer die pfriemelte ich mir so groß, dass ich zumindest einen Strohhalm durch diese Öffnung bekam. Das hatte schon ein paar Tage gedauert und mein Hunger war schon ordentlich angewachsen. Aber der Schmerz hatte mich dann doch noch ein gutes Stück abgelenkt, denn die Gewöhnung an die neue Situation brauchte ja doch auch erst mal eine längere Zeit. Aber ich hatte ja schließlich ein Ziel welches ich unbedingt erreichen wollte.

Ich hatte meiner Ursprungsfamilie gar nichts gesagt. Das konnte ich gar nicht, ich hatte das ganze nur mit meinem Mann besprochen und sonst mit niemandem, auch nicht mit seiner Familie. Wir hatten alle vor vollendete Tatsachen gestellt. Es ging nicht anders, Es war schon schlimm genug das erste Mal denen Gegenüber zu treten, wenn die Sache gemacht war, aber dann auch noch vorher den ganzen Hick Hack, mit denen durch zu diskutieren, nein das würden meine Nerven auf keinen Fall durchstehen. Die Warterei machte mich ja so schon bekloppt. Es war ja kaum noch zum Aushalten, ich sah mich meinem Ziel dem schlank sein doch endlich so nahe. Endlich am Ziel meiner Träume, endlich normal Essen, ausgehen, normale Freunde haben, wie alle anderen auch. Nicht nur ein Leben in der Wohnung führen, mich hinter meinen Handarbeiten und Büchern, in meiner Einsamkeit verstecken.

Und der Hammer, wie Rede ich in Zukunft dann auf meiner Arbeit, schließlich arbeitete ich in einem Imbiss. Na, ich kann Euch sagen das war nicht nur **_ein_** Karussell was da in meinem Kopf gefahren ist. Allerdings der Hauptgedanke stand immer oben an, ein Bild von mir, wie ich wohl mal aussehen könnte, wenn ich schlank wäre. Obwohl ich ja noch nie schlank war, hatte ich schon eine Vorstellung, wie ich es mir wünschte, zu sein.

Der Termin in der Klinik kam, es wurde alles besprochen und glücklicherweise für mich, ein neuer Termin gemacht an dem es letztendlich durgeführt wurde.

Ihr müsst mal nicht meinen, das wäre schmerzfrei abgelaufen. Die Tränen liefen mir schon die Wangen runter, als mir der Draht durch den Kiefer gezogen wurde. Wenn auch alles betäubt wurde, ich weiß nicht warum es trotzdem wehgetan hat. Es war schon hammerhart. Ich sag nicht schnell was, aber wenn, dann darf man davon ausgehen das da doch ein großer Schmerz war.

Der Tag ging vorbei, ein neues Leben begann. Zusätzlich ging ich wohl noch zum Bodybuilding. Jeden verdammten Tag, sieben Tage die Woche, nicht um Krafttraining zu machen sondern nur, um alles immer wieder Wiederholungen zu machen. Nun nahm ich im rasanten Tempo ab. Das war schön dabei zu, zu schauen. In einem halben Jahr nahm ich 100 Kg an einem Stück ab. Alle waren fasziniert, oder aber viele fanden es schon zu viel. Wobei ich im nach hinein nicht sagen kann welche der Aussagen davon von Neid getragen waren und welche nicht. Aber dass es so war, davon dürft ihr versichert sein. Das weiß ich aber erst heute. Ich selber hatte jetzt erhebliche Probleme mit meiner eigenen Identität. Natürlich hatte ich die vorher auch schon, aber nun wurden mir die Probleme erst mal bewusst und die neuen mit der neuen Figur kamen noch dazu.

Die Kleidung, was kann ich tragen, in welche Richtung will ich? Ich hatte von nichts eine Ahnung und meinem Mann war alles egal, er fand alles gut. Und fragte ich Frau A sagte sie mir, Zieh A an. Fragte ich Frau B, sagte sie mir, natürlich zieh B an. Also wirklich schlauer bin ich nicht geworden, wie ich feststellte, aber leider erst jetzt im Heute, ich habe immer nur getan was man mir gesagt hat. Und nur selten die Entscheidungen für mich selber übernommen, aus welchen Gründen auch immer. Wahrscheinlich aus totaler Unsicherheit heraus etwas falsch zu machen. Aber wie gesagt, meinem Umfeld wollte ich so wenig wie möglich auch nur die geringste Angriffsfläche bieten, um an mir rumnörgeln zu können, daher der Wunsch, es jedem versuchen recht zu machen. Das war nicht gut, ich hätte schon viel früher für mich die Verantwortung übernehmen sollen, oder auch trauen dürfen. Ich weiß heute, ich wollte ein gutes Kind sein und allen gut gefallen, aber wie? Man kann nur in eine Richtung gleichzeitig gehen und nicht in zwei Entgegengesetzte. Auch eine Ruth Inge nicht, wenn sie es auch oft genug probiert hat. Was fange ich mit der neuen Ruth an? Ich fand mein Leben müsse sich jetzt auch verändern. Aber wie? Auch da, in welche Richtung sollte es gehen? Wie sollten die Veränderungen aussehen, was kann ich erwarten? Ich wollte weder Mann noch Kinder verlieren. So hatte ich mir das nicht vorgestellt. Also ich meine, das eine plötzliche totale Verunsicherung eintrat. Ich dachte ich nehme ab und gut ist. Die Welt ist dann in Ordnung, keine Probleme mehr mit der Gesundheit oder beim Kleiderkauf. So nach dem Motto: Alles ist gut. Plötzlich stellte sich von alleine ein neues Leben ein. Irgendwie glaubte ich wohl auch dass mein Mann sich auch jetzt verändern würde, da ich ja auch anders wurde. Aber da war ich wohl auf dem Holzweg. Und überhaupt, mein ganzes Umfeld glaubte ich, müsse sich jetzt ja verändern, da ich es ja auch tat, so nach dem Motto: wenn Du eine Veränderung willst, fang bei dir selber an. Nix, die blieben alle schön in ihrem Trott, wie eh und je. Ich hatte mit jedem denselben Ärger wie immer oder auch nicht. Da hatte sich nix verändert, nur ich.

Zunahme

Dann ging alles ratz-fatz. Ich musste aus finanziellen Gründen, damit wir unser Haus behalten konnten, schnell in einer Fabrik eine Arbeit in einem Drei-Schicht-System annehmen. Das heißt ich hatte auch nachts gearbeitet. Die Arbeit war letztendlich so schwer, dass ich alles und noch mehr an Kg wieder zulegte, was ich gerade so schön abgenommen hatte. Denn irgendwoher musste ich ja meine körperliche Kraft auch nehmen. Die bekam ich ja letzten Endes auch nur über die Nahrung. Was war ich doch enttäuscht von mir. Und die anderen erst mal. Die ganze Familie war natürlich fassungslos. Die meisten waren nicht nur enttäuscht, es waren auch einige dabei, die es mir so richtig aus Neid gegönnt haben. Ich weiß zwar nicht warum Menschen so sind, aber sie sind so. Ich sage immer: jeder Mensch kann von mir aus haben was er will, ich gönne ihm alles. Denn ich brauche nicht wirklich was. Das einzige worauf ich schon immer neidisch war, ist, wenn einer essen kann oder konnte was er will oder wollte ohne dabei zuzunehmen. Das ist etwas was mir weh tut. Das konnte ich schon mit neidischem Auge betrachten. Wobei es heute auch nicht mehr ganz so zutrifft. Durch das ständige Übergeben, bin ich sehr mäkelig geworden, was das Essen anbelangt und zu dem, kann ich auch nicht mehr alles essen, da es mir sonst schneller wieder hochkommt, als es mir lieb ist.

Aber früher, war es halt anders und da traf diese Aussage voll und ganz zu.

Ein Versprechen hatte ich zumindest eingelöst. Ich war inzwischen einmal bei dem Doktor, so schlank wie ich war, und hatte mich dort vorgestellt. Allerdings hatte ich da schon das eine oder andere Pfund wieder zugenommen, aber das wusste der Doktor ja nicht. Er hatte meinen absoluten Erfolg ja nicht mit bekommen. Der mich damals finanziell unterstützt hatte, meine ich. Und sollte ich auch noch mit diesem Buch genügend Geld verdienen, werde ich ihm das an mich gezahlte Geld zurückzahlen oder aber an irgendeine Organisation spenden. Ich gehe mal davon aus, das dass, auch in seinem Sinne sein wird. Da schauen wir mal, was bis dahin aktuell ist. Ich selber hatte natürlich die Hoffnung, dass ich das Gewicht auch weiterhin halten würde. Erst Recht, wenn ich jetzt damit solch eine Reklame machte.

Nicht nur das. Auf der Arbeit schloss ich mich einer super, super schlanken Person an. Ich hielt sie für meine Freundin, was sich später dann anders herausstellte. Mit dieser Frau bin ich auf alle Fälle zu einem Modelkursus gegangen, um an meiner Gangart zu feilen und als Motivation nicht weiter zuzunehmen. Aber wie sich später herausstellte, stand ich von vornherein schon fest, als einzige Kandidatin, die durchfallen sollte. So hatte sie es mir später zumindest erzählt. Wie finde ich denn das? Nur für mich war das noch nicht das Schlimmste. Als sie auf einmal meinen Mann anfing zu beleidigen, als ich ihr etwas sagte, was ihr nicht passte, da habe ich ihr sofort die Freundschaft gekündigt. Ja wo gibt es denn so was? Aber so sind die dünnen halt, zickig, muss ich leider von mir heute auch sagen. Ich bin auch zickiger geworden, weil, ja weil ich mir nicht mehr alles gefallen lasse. Ist doch klar!!! „Musse Mund auf machen lebste besser" um das mal so wie auf der Straße zu sagen. Was allerdings das Peinlichste an der ganzen Aktion war, war, dass ich meine ganze Verwandtschaft zur Abschluss Feier dieses Kurses eingeladen hatte. Zum einen, weil es von der Kursleitung so gewünscht war, und zum anderen glaubte ich fest daran so meine eigene Motivation zum erneuten Abnehmen wieder steigern zu können und dieses Thema endgültig in den Griff zu bekommen. Es kam aber anders.

Diese riesen Blamage, nein, nein es war schon schlimm, danach habe ich mich noch mehr von meiner Familie zurückgezogen, so sehr habe ich mich geschämt.

Mein ganzer Erfolg ging den Bach runter. Ich konnte ihn nicht verkraften. Es folgte wieder einmal eine schwere Zeit. Die Zähne hatte ich ja noch aufeinander genäht und ich versuchte krampfhaft dort weiter zu machen, wo ich Erfolg hatte. Die Kraft und die Motivation waren nicht mehr dieselben. Irgendwie waren die mir abhanden gekommen. Ich konnte sie nicht mehr aufbringen. Lustlos schleppte ich mich zum Fitnessstudio, aber es wurde nichts mehr daraus. Die Power war aus meinem Körper raus und es gab nur noch eine Richtung, zunehmen, zunehmen, zunehmen. Mein Herz und Hirn schrien abnehmen,   abnehmen,   abnehmen.

Am liebsten hätte ich mich erschossen damit das endlich ein Ende gehabt hätte. Aber ich war ja nun mal da, und Verpflichtungen hatte ich ja auch. Schließlich liebte ich ja auch meine Familie. Dieser ewige Kampf mit diesen Aufs und Abs. Jetzt war ich wieder fett. Scheiße! Einfach Scheiße!

Vor langer Zeit hatte ich die Filme von Grace Kelly gesehen und hatte mir immer vorgestellt, wenn ich eine schlanke schöne Frau gewesen wäre, von Anfang an meiner Jugend, hätte ich gerne diese Mode getragen. Die fand ich vom Style her einfach schön.
Ich glaub, nach eineinhalb Jahren dicker werden, habe ich es dann im Fitnessstudio aufgegeben, ich brachte einfach keine Kraft und Geduld mehr auf dort hinzugehen, durchzuhalten, um noch einmal solch einen Erfolg hinzulegen. Ich hatte aber auch nie eine Freundin, die mich mal unterstützt hätte. Das stimmt so auch nicht. Natürlich hatte ich eine Freundin und sogar eine sehr Liebe, die habe ich heute noch. Doch für sie brauchte ich nicht abnehmen. Sie sah mich immer mit ihrem Herzen. Natürlich sah sie auch meine Not und Verzweiflung, sie sah sich dem aber genauso machtlos gegenübergestellt wie ich selber auch. Da ich dieses Problem letztendlich sowieso nur alleine in den Griff bekommen musste oder konnte. Ich meinte eigentlich folgendes, wenn ich manche befreundeten Pärchen beobachtet habe in meinem Leben, dann konnte ich immer sehen, dass sich beide immer gegenseitig irgendwie bestimmt hatten. Bei mir war das nie so. Ich hatte eigentlich immer mit Menschen zu tun, denen hauptsächlich ich dienen konnte oder die mir sehr viel wissen beibringen konnten. Und

die Unterstützung, die ich mir dann von anderen wünschen würde, ist die Unterstützung, die ich wiederrum anderen gebe mit denen ich befreundet bin. Und sehe ich, dass diese Menschen Probleme haben, versuche ich ja auch denen zu helfen mit allerlei Einfällen und Ideen und neuen Überlegungen. Nur bei mir macht das keiner so, habe ich die Vermutung. Das sage ich jetzt nicht um mich zu beklagen sondern um Euch zu zeigen, dass es mir da auch ging wie Euch. So habe ich immer das Gefühl, immer mit mir allein zu sein, denn wenn ich andern mal vertraut hatte, wurde ich über kurz oder lang bitter enttäuscht. Was aber nicht an den anderen liegt, das möchte ich hier mal ganz klar sagen, meine Erwartungen und Ansprüche sind einfach dann zu hoch. Die können meine Mitmenschen oft nicht erfüllen. Da ich von mir selber sehr viel erwarte, verlange ich das von den anderen automatisch auch. Und das ist nicht richtig, da bleibt natürlich eine Enttäuschung nicht aus; nur ist mir das natürlich nicht bewusst, wenn ich die Erwartungshaltung habe, dann spüre ich nur die große Einsamkeit. Und ganz selten eigentlich erst jetzt, neuerdings, bekomme ich ein Bewusstsein und eine Sensibilität für diese Gefühle. Ich bin stolz, ich denke, ich werde endlich erwachsen.

Bis 1994 habe ich mich mal wieder mit verschiedenen Zeitungsdiäten sprich Brigitte, Hollywood, Eier, Kartoffel, Sauerkraut und diversen anderen bekannten Diäten auseinandergesetzt, die auch mehr oder weniger Erfolg brachten. Aber auch mit verschiedenen Tabletten hatte ich es versucht. Die Zähne waren inzwischen wieder entdrahtet, zusätzlich hatte ich 1993 eine Psychotherapie im Aachener Klinikum angefangen. Gleichzeitig hatten wir in Maasmecheelen einen Doktor gefunden der verschiedene Tabletten anbot von denen man ganz toll abnehmen sollte, wenn man sich an einfache Regeln hielt. Die waren zwar sau-teuer, aber der Drang abzunehmen war halt stärker. Das komische war nur man musste nachts dorthin kommen, ich glaube das war zwischen 24 Uhr und 2 Uhr, das war schon merkwürdig. Und trotzdem war es dort immer brechend voll. Mein Erfolg war mäßig. Na ja, die Entscheidung dort weiterhin hinzugehen wurde mir dann nach einigen Malen ja abgenommen. Der Doktor wurde alsbald in Aachen in einer Praxis verhaftet. Dort hatte er sich inzwischen auch niedergelassen und das waren wohl nach deutschem Recht keine legalen Geschäfte. So war das. Man kann schon was erleben, wenn man seine Pfunde loswerden will. Also was habe ich da geschluckt die ganze Zeit? Will ich das wirklich wissen? Würde mir das heute mit meinen Krankheiten weiterhelfen? Ich denke mal eher nicht, das war mein Preis fürs schlank sein. Überlegt es Euch gut, wie weit ihr geht, wie hoch euer Preis sein soll? Nun zurück zur Therapie ins Klinikum. Dort wollte man mich aufnehmen wegen meiner Bulimie. Die Ess-Brech-Sucht hatte jetzt deutlich zugenommen, aber die Frau Doktor die mich damals behandelte war zwar gerade schwanger, machte mir aber große Hoffnung dass man mich bei stationärer Aufnahme noch heilen könne. Sie käme allerdings nicht mehr für mich zurück. Da hatte ich dann erst mal dran zu knabbern. Aber der echte Knaller kam ja erst noch, denn der Antrag auf die Aufnahme zur stationären Behandlung wurde abgelehnt. Mit folgender Begründung: da mein Krankenkassen Versicherungsverhältnis in Deutschland auslaufe, dürfe ich noch 12 oder 16-mal zur ambulanten Behandlung und dann kann ich nur noch in Holland zum Doktor gehen. Da ich ja dort wohnte und nur noch dort krankenversichert sei. Allerdings gibt es in Holland keine Psychotherapie für Adipositas. Was wir ihnen allerdings anbieten können ist eine Magenverkleinerung. So sagte die holländische Krankenkasse.

Au man, Leute Leute, das war dann eine echte große Sommerkirmes in meinem Kopf, das kann ich Euch sagen. Die Aussicht doch noch mal schlank zu werden und dann aber auch endgültig zu bleiben, die brachte mich in Hochstimmung. Ich wollte alles, aber auch wirklich alles dafür tun, damit ich da dran kam. Ich wusste noch nicht, dass das noch fast ein ganzes Jahr dauerte. Das war ja geradezu, als ob ich jetzt extra essen müsste, damit ich ja nicht abnahm bis dahin und sie mir dann die OP noch verweigern würden. Ja wie schräg war das denn, ich konnte nicht anders, als von morgens bis abends, essen, essen, essen. Die Vorstellung es wird bald das letzte Mal sein, sorgte dafür, dass ich mir auch alles noch einmal anschaffte, was mir bisher auch nur ansatzweise mal lecker über die Zunge gefahren war. Welch ein Genuss. Das war Stress pur für mich, diese Warterei. Das zerrte endlos an meinen Nerven, von hü nach hott, von hott nach hü. Und überall die Angst, ein Doktor könnte sich ja dagegen aussprechen, da das mit den Zähnen ja auch nicht von langer Dauer war. Darum konnte ich **nur** in ***Form*** angemessen darauf reagieren.

Und gleichzeitig wollten mein Mann und ich ja eigentlich immer noch einen Sohn gezeugt haben, aber es klappte und klappte all die Jahre einfach nicht. Dafür hatten wir ja auch noch jede Menge mitgemacht damit es doch klappt, das erste was wir gesagt bekamen war natürlich unser Gewicht. Mein Mann war auch ein wenig stabiler in dieser Zeit. Na da lag es ja auf der Hand das es das als erstes war, was uns mal unter die Nase gerieben werden musste. Und nachdem sich dann heraus stellte, dass organisch alles andere bei ihm und bei mir in Ordnung war, lag es natürlich nur noch an den Pfunden. Woran auch sonst. So haben wir auf jeden Fall gelernt neue Stellungen beim Sex auszuprobieren, laut der Doktoren ist das doch auch was wert, oder? Es war also nicht ohne, jenes Jahr.

Wie dem auch sei, irgendwann kam der Punkt das ich die Nachricht erhielt: im Mai 1994 findet die OP statt. Super, die Aufregung stieg natürlich, ist doch klar. Auch die Unsicherheit überfiel mich und die Frage solltest noch absagen? Machst du das Richtige? Selbstverständlich dieselben Fragen wie zuvor mit den Zähnen, mit der Familie, warum so eine schwere OP mit dem Magen und so plötzlich? Ich hatte vorher nämlich nichts davon erzählt. Zum einen stand ich meiner Ursprungsfamilie gegenüber lange nicht dazu. Ich glaube sie erfahren es hier in aller Deutlichkeit erst zum ersten Mal davon, ansonsten sind es nur Vermutungen oder vom Hörensagen. Nichts haben sie von mir direkt erfahren, denn ich meine immer nur gesagt zu haben, ich hätte es am Magen bzw. mein Mann hatte das ja für mich übernommen. Und zum anderen hatten und habe ich immer die Angst, wenn ich über meine Wünsche spreche, gehen sie nicht in Erfüllung. Ist leider so, die Erfahrung habe ich schon häufiger gemacht.

Und im Übrigen wollte ich diesen Beschluss nicht diskutieren damit ich wieder hin und her gerissen werde, je nachdem zu wessen Meinung ich mich drehen soll. Jeder möchte mich am besten zu seinen Vorstellungen biegen, aber das geht einfach nicht. Bitte, ich bin nicht aus Modelliermasse, auch *ich* bin ein Mensch und brauche meinen Raum für Fehler. Und wenn ich das Wort Scheiße sage in einem Moment der Euch nicht angebracht erscheint, ja und? Dann ist das so. Ich bin nicht perfekt. Packt Euch alle an die eigene Nase und kehrt vor der eigenen Tür. Die Arbeit die ihr da habt, reicht für euer ganzes Leben.

Ich bin wie ich bin. Mit allen Vor- und Nachteilen, ob es meinen Mitmenschen gefällt oder nicht. Ich werde mich nicht mehr für jeden einzelnen in jeder Situation die er oder sie gerne hätte verbiegen lassen, nur weil er oder sie mich lieber anders sehen würde. Wobei die eine oder andere Eigenschaft die der Eine oder Andere nicht an mir mag, mag ein Anderer dann durchaus wohl oder er schätzt sie sogar besonders an mir. Es kommt ja immer auf die Augen des Betrachters an. Aber genau das vergessen die meisten die mich ständig in eine bestimmte Form pressen wollen. Das heißt aber keineswegs dass ich keine Verbesserungsvorschläge annehme, sofern sie denn dann *meinen* Gefallen finden. Aber bitte ich nehme Euch doch auch so wie ihr seid und nörgle nicht ständig an Euch rum. Es sei denn es sind meine Kinder und ich vergesse mal wieder wie alt sie sind. Oder aber ich stecke gerade einmal wieder in einer Verhaltenssituation mit meinem Bruder, aber da schenken wir uns ja wohl beide nix. Da müssen wir schon unser ganzes Leben lang mit klar kommen, das hat auf der einen Seite damit zu tun, das er der Kronprinz ist und dann noch das Nesthäkchen war. Aber auf der anderen Seite musste er gegen gleich zwei ältere Schwestern kämpfen, da hatte er es auch nicht immer leicht, hat der arme Kerl. Hat er heute übrigens noch nicht mit uns (☺). Und mir gefällt auch nicht immer alles was ihr von euch gebt, nur ich kommentiere nicht gleich alles, sondern versuche die positiven Dinge heraus zu picken, euch positiv zu motivieren weiter zu machen und eure guten Sachen zu sehen was ihr alles schon geschafft habt usw.. Denkt mal darüber nach ob das so ist oder nicht.

Da ich alles gut überstanden hatte, wir uns freuten also mein Mann und ich, na ja, da haben wir uns halt mit allem Drum und Dran gefreut. Und prompt wurde ich schwanger. Zwei Monate vorher hatte ich den Kinderwagen weggeschmissen und mit dem Kinderkriegen abgeschlossen. Klasse, nicht wahr? Seit dem sagen wir immer wieder zu unserer Jüngsten: du bist Mamas Magengeschwür. Das meinen wir doch nicht wirklich, ist doch klar. Aber sie glaubte es lange Zeit, weil es bei ihr anders ankam als wir es meinten.

Das ist auch so eine Sache. Wir als Elternteile sagen etwas und bei den Kindern kommt es ganz anders an. Oder umge-kehrt genauso. Und genau da muss angesetzt werden und da müssen alle im Gespräch bleiben und nicht der Eine oder An-dere weglaufen so wie das heute gang und gäbe ist. Da könnte ich auch endlose Geschichten erzählen die mir so gar nicht in den Kram passen. Aber in diese Geschichte hier passen sie eben auch nicht.

Im Übrigen hatte weder vor noch nach der OP eine großartige Beratung über mein zukünftiges Essverhalten stattgefunden. Mir wurde jeweils vorher und nachher einmal ganz deutlich gesagt dass ich nur noch ca. 180 ml. Flüssigkeit auf einmal zu mir nehmen kann und ich mich erst mal entscheiden muss, ob ich Essen will oder Trinken. Und das für lange Zeit, bis sich der Magen wieder etwas geweitet hat. Dass, das allerdings zwangsläufig irgendwann wieder kommen würde, würde sich leider nicht vermeiden lassen. Das betrübte mich schon sehr, aber für den Rest war mir das egal ich war ja froh, wenn ich endlich eine Begrenzung spüren würde, damit ich für immer mein Ziel erreichen konnte. So war ja meine Hoffnung.

Eigentlich hatte ich auch geglaubt dass damit auch automatisch die dauernden Essensgedanken aus meinem Kopf verschwinden würden. Aber das hatte ich mir dann wohl doch ein wenig zu einfach vorgestellt. Wobei ich glaube, wenn ich auf meine Gefräßigkeit zurückblicke und mich nur an sie erinnere ich weiß nicht ob ich dann ohne die zwei Magen OPs noch Leben würde, oder ob ich da nicht schon an Überfettung gestorben wäre und das meine ich ernsthaft. Vor der ersten OP war ich so voller Selbstmitleid und Verzweiflung, das ich am Abend und das jeden Abend bis zur OP mir überlegt hatte womit ich mich am nächsten Morgen schön trösten könnte. Also was könnte ich mir leckeres oder besser, besonderes kochen, backen oder schon mal einkaufen um es vorzubereiten um eine gewisse Vorfreude auf etwas zu haben, wenn die Lust darauf am schlimmsten wird. Wirklich, ständig das Gefühl zu haben mir etwas Besonderes bescheren zu müssen, konnte keine Gefühle mehr für den Alltag in mir entstehen lassen. Ich habe keine Ahnung warum sich dieser Zustand so entwickelt hatte, aber abstellen konnte ich ihn auch nicht. Heute bin ich froh, wenn ein Tag ohne Aufregung, Hektik oder besondere Ereignisse und ganz in Ruhe und Bescheidenheit vorüber geht.

Die Schwangerschaft kam mir dabei natürlich in die Quere, ich wollte doch jetzt abnehmen und nicht zunehmen. Wieder ein Durcheinander der Gefühle. Hab ich das eigentlich schon erzählt? Bei allen drei Kindern, da hatten die Ärzte mir doch tatsächlich geraten ich sollte sie abtreiben lassen aus gesundheitlichen Gründen. Man oh man! Das waren auch so schwere Entscheidungen die zu treffen waren. Aber wir haben uns für die Kinder entschieden und sind heute froh darum. Bei der Ältesten war es wegen der Toxoplasmose. Eine Krankheit, die entweder durch Katzenkot oder Verzehr von rohem Fleisch übertragen wird. Wir hatten weder eine Katze noch aß ich rohes Fleisch, also wussten wir nicht woher der positive Befund kam. Die Entscheidung für das Kind war schon sehr hart an der Grenze, denn man hatte uns mehrfach und sehr eindringlich auf einen eventuellen offenen Rücken aufmerksam gemacht und alle anderen möglichen und sehr wahrscheinlich zu erwartende Komplikationen hingewiesen. Aber wie man so schön sagt, mein Gott vertrauen war einfach größer, ich konnte das Kind nicht wegmachen lassen. Beim zweiten lag schon früh eine Schwangerschaftsvergiftung vor, so dass man ihn noch über den dritten Monat hinaus weg machen wollte, weil man um unser beider Leben fürchtete. Aber auch da hatte ich meinen Dickkopf durchsetzen können. Und gut ist es gegangen. Tja und die letzte wollte man mir eben wegen der schweren OP die hinter mir lag weg machen und wegen meiner Krankenvorgeschichte. Denn die Schwangerschaft würde ja jetzt auch meinen Erfolg damit in Frage stellen, das war ja nun mal abzusehen. Aber ein Leben töten um Schlank zu werden, das ging mir dann doch zu weit, dann musste das abnehmen eben warten ist doch klar. Was für eine Frage, ich war entsetzt. Und der allgemeine Zustand war ja auch nicht der allerbeste und die niederländischen Ärzte waren schon gar nicht damit einverstanden mit der Art und Weise wie ich Insulin spritzte. Sie verstanden meine Art der intensivierten Therapie überhaupt nicht. Aber da hat mich das Luisenhospithal in Aachen zu jederzeit gut unterstützt. Da konnte ich kommen wann ich wollte, die standen mir immer mit Rat und Tat zur Seite, da brauchte ich mich nicht an niederländische Spritzgewohnheiten gewöhnen und mich wieder neu durcheinander bringen zu lassen. Es war ja eh ein Hammer mir zu sagen was sich für mich schon seit zig Jahren bewährt. Spritze sei Blödsinn und gibt es nirgendwo auf der Welt. Also ich war sprachlos und hatte kein Vertrauen mehr zu diesen Gynäkologen. Von da ab bin ich zu jeder Untersuchung als Notfall nach Deutschland gegangen, so hatte mir der deutsche Arzt geraten, denn der war über diese Aussage genauso entsetzt wie ich auch. Nur zur Geburt habe ich es nicht nach Deutschland geschafft, so ist die Jüngste in den Niederlanden geboren.

Diesmal spritzte ich aber Insulin während der Schwangerschaft und da verlief alles deutlich besser. Nach dieser Schwangerschaft hatte ich mir gewünscht, hätte man mir doch bei den ersten beiden Schwangerschaften auch schon Insulin gegeben, dann wäre es den Kindern und mir während der Schwangerschaften sicherlich deutlich besser gegangen. Aber die Zeit war damals wohl noch nicht reif dafür gewesen und vorbei war vorbei.

Allerdings musste ich mich sehr häufig übergeben am Anfang und da wussten wir selbstverständlich noch nicht dass ich schwanger war. Tja, bei solch einer Gelegenheit ist mir dann auch gleich meine OP Narbe von innen ein Stück aufgeplatzt, so dass ich von da an mit einem ordentlichen Narbenbruch rumgelaufen war. Es hatte niemanden gestört. Ob es mich gestört hat, hatte niemanden interessiert. Ich hätte es näm-lich gerne weggehabt, den zusätzlichen Hubbel. Es war schon mehr als nur ein Hubbel. Wie ein Baby Kopf, so groß war die Ausbeulung schon. Das Übergeben hatte man natürlich auf die Umstellung und auf das veränderte Essverhalten geschoben, bis wir dann endlich dahinter kamen das unser Nesthäkchen unterwegs war.
Ja, wie zu erwarten wurde ich immer dicker und dicker, aber nicht mehr so, wie in den beiden anderen Schwangerschaften. Ich hatte sogar das Gefühl etwas abgenommen zu haben. Wie viel ich abnahm kann ich gerade nicht sagen, ich weiß nicht ob und wo ich in dieser Zeit mal gewogen wurde. Nur die 180 Kg, die habe ich dann doch schon verlassen. Bei diesem Buch hier ist es auch nicht so wichtig, wie das jetzt so ganz genau war. Für mich und euch sind so die allgemeinen Zusammenhänge

wichtig, würde ich jetzt mal sagen, damit ihr wisst wovon ich rede und ich eben meine Vergangenheit besser in den Griff kriege und mein Schlanksein bis zu meinem Lebensende behalten kann. Und zwar ohne mich oder andere noch mehr für dieses Ziel quälen zu müssen. Sollte jetzt einer auf die schlaue Idee kommen, er fühle sich durch diese Zeilen auch schon gequält, bitte du Dummbeutel, auch du darfst sie gerne weglegen. Ich sagte ja, heute bin auch ich zickig. Früher hätte ich so blöde Bemerkungen nur geschluckt.

Das war ja alles unnötiger Kram die letzten Sätze, aber hier mussten sie als Erklärung mal her, fand ich zumindest.

Wichtig ist auch, dass ich 1995 ein gesundes Mädchen zur Welt brachte.

Es passierte aber noch etwas anderes Wichtiges, nämlich ich habe das so verstanden: mir ging es von Jahr zu Jahr immer schlechter und schlechter; also mein Allgemeinzustand. Ohne erkennbaren offensichtlichen Grund. Egal was ich aß, ich musste mich mindestens einmal, wenn nicht mehrmals am Tag übergeben. Egal welche Nahrungsmittel ich zu mir nahm, irgendwie staute sich alles was ich zu mir nahm, und dann kam eben nach einer bestimmten Ansammlung von Nahrungsmitteln alles wieder hoch. Nun, ich hatte zwar meine Krankenvorgeschichte, Diabetes, Bluthochdruck und usw., aber für den Rest schien doch alles in Ordnung zu sein. Jetzt hatte ich hier ja schon mal erwähnt, dass mein Mann und ich unser Haus in Holland und auch hier in Deutschland nicht behalten konnten wegen verschiedener Umstände, also wurde alles darauf geschoben. Die ganze psychische Belastung also. Aber so war das gar nicht, was sich aber erst später in 2005 heraus stellen sollte. 2004 hatte ich mich in eine Psychotherapie begeben. 12 Wochen bin ich damals jeden Tag mit meinem 125ccm Roller dort hingefahren und hatte an allen mir angebotenen Therapien teilgenommen. Und wieder einmal musste ich feststellen, dass ich eine ordentlich, anstrengende, fordernde Person für andere Menschen bin. Weil ich Angst habe mich auf sie einzulassen um von ihnen keine Tritte ab zu bekommen, frage ich meine Mitmenschen viel. Obwohl das auch ein Trugschluss ist, denn das Leben hält so viele Varianten von Überraschungen für uns bereit das man sich kaum auf alles Vorbereiten kann enttäuscht zu werden. Je mehr ich von ihnen weiß, umso weniger denke ich, kann ich mich auf sie vorbereiten. Zu groß sind die Varianten an Möglichkeiten reinzufallen. Dort lernte ich noch einmal eine für mich wegweisende Frau kennen, die mich ermutigte mehr für mich zu tun. Durch die richtigen Gespräche mit ihr, zur

richtigen Zeit, wofür ich ihr noch heute sehr dankbar bin, unterzog ich mich einer erneuten Magen-OP. Sie war auch absolut notwendig, denn ich konnte so gut wie gar nichts mehr essen ohne mich übergeben zu müssen und ich fühlte mich dermaßen elend, dass ich es kaum noch beschreiben kann. Ich war den ganzen Tag müde, mochte kaum noch aus dem Bett und alles war mir zu viel. Bei dieser erneuten Magen-OP stellte man fest, dass ich in den letzten 11 Jahren mit einem toten, abgestorbenen Magen gelebt hatte. Unter anderem wurde mir auch mit einem Stück Darm das abgestorbene Magenteil ersetzt; so kam ich zu meiner zweiten Darm- OP. Zumindest teilweise, so habe ich den Doktor damals verstanden, der mir nach der OP erklärte, was alles gemacht worden war. So war auch zu erklären warum ich immer nach Verwesung gerochen hatte sobald ich rülpste oder pupste. Also eine toxische Vergiftung, die sich jetzt im Laufe der Jahre aus meinem Körper schleicht, lässt meinen Kopf bzw. mein Gehirn erst jetzt wieder langsam anfangen richtig zu denken, denn das habe ich ja wohl viele Jahre nicht getan. Alle Anstrengungen waren mir zu viel. Ich habe mich so viel wie möglich immer nur auf das Nötigste beschränkt in allem, eben auch im Denken.

Nach dieser OP purzelten die Pfunde, aber auch noch nicht alle. Ihr müsst nicht meinen, dass ich jetzt nicht mehr zunehme, so ist das ganz und gar nicht. Sobald ich das Falsche esse, also zu kalorienreich oder zu viel auf einmal, kann ich jetzt noch nach wie vor ratz-fatz schnell zehn Kg drauflegen auf die Hüften. Das ist mir in den letzten vier Jahren mehr als zweimal passiert. Es ist und bleibt ein ständiger Kampf für mich. Für Euch weiß ich nicht, wie gesagt, das muss jeder für sich selber rausfinden. Was ich noch für unbedingt erwähnenswert halte ist, bei der OP 2005 hat man mir einen neuen Bauchnabel gemacht, worauf ich sehr stolz bin. Der ist zwar nicht ganz in der Mitte meines Körpers, aber immerhin, mein eigener war ein riesen Trichter, da machen mir die paar cm seitlich nicht so viel aus. Ein bisschen schief ist in.

Ihr müsst Euch mal vorstellen wie weit eine Abhängigkeit gehen kann. Nicht nur, dass ich im Laufe meines Heranwachsens verlernte ein Sättigungsgefühl zu spüren, nein, wenn ich heute eine Fressattacke habe und ich würde die Magenverkleinerung wieder auf den alten Stand bringen lassen, würde alles wieder von vorne anfangen.

Und dann gibt es da ein bestimmtes Medikament, das ich seit Jahren nehme, seitdem bin ich nicht nur insgesamt psychisch stabiler, auf lange Sicht habe ich diesen Eindruck, sondern da ist wohl ein Wirkstoff drin, der mich tatsächlich für eine ganze Weile am Tag die Lebensmittel vergessen lässt. Diese sind mir dann nicht mehr ständig im Kopf, im Vordergrund. Das bringt mir zwar wieder neue, andere Probleme, aber es ist doch auch mal beruhigend nicht nur übers Essen nachzudenken.

Natürlich habe ich niemals gewollt, dass es sich so umkehrt wie es jetzt ist mit dem Essen. Essen, ja sicher aber was, nur habe ich eigentlich keine Lust mehr dazu. Und wenn ich dieses und jenes rieche wird mir jetzt schon vorher schlecht. Oder das ich so gar keine Lust mehr zum Kochen oder Backen mehr habe wo ich das doch so gerne getan hatte. Mir fällt gerade erst mal der extrem krasse Unterschied auf, dass, wenn ich in der ersten Klasse saß, oder auch später egal in welcher anderen, ich meinen Hunger verspürte und ich durfte nicht essen, weil noch keine Pause war, da war es für mich fast nicht mehr möglich, mich auf den Unterricht zu konzentrieren. Und wenn ich wusste, dass ich etwas auf dem Brot, das mir schmeckte hatte, war der Ofen sowieso aus. Dann hat der Kopf keine Ruhe gegeben bis das Fleisch, also der Mund hatte, was der Kopf wollte. Und wie viel Raffinesse ich dazu oft brauchte, um da an mein Ziel zu kommen, damit ich nicht direkt auffiel. Es war nicht immer ganz einfach, je nach Lehrer und Unterricht und vor allem lag es daran welche Kleidung ich an dem Tag trug. Das musste schon morgens gut mit eingeplant werden, wenn ich mich für die Schule fertig machte. Wehe wenn die Sachen noch in der Wäsche waren. Das machte alle meine Pläne kaputt. Und da könnt ihr Euch schon denken, dass der Haussegen dann wieder schief stand. Ich fraß den Kühlschrank leer und der Haushaltsvorstand sah sich genötigt das seinige zu tun. Es war wie immer, alle hatten zu leiden. Wie sollte ich dann über die Runden kommen? Was für verschleuderte Energien und Zeit schon damals verloren gingen. Ich kann es gar nicht begreifen, warum ständig dieses Essen in meinem Kopf rumtanzte, wenn ich diese blöde Tablette nicht nehme, denn das ist mir ja nachweislich heute noch so geblieben. Was soll das? Warum muss das in meinem Kopf so sein?

Damit wir uns auch da nicht falsch verstehen, liebe Leute. Ich nehme jetzt keine Tablette und dann will ich gar kein Essen mehr zu mir nehmen. So müsst ihr Euch das auch nicht vorstellen. Irgendwann kommt schon der Bauch und sagt, hör mal jetzt dürftest du wohl mal langsam was zu Essen reinschieben sonst kneif ich dich aber ganz gewaltig und zwar ein bisschen zack, zack. Nein nein, ich muss nur nicht mehr den ganzen Tag mich mit dem Essen auseinander setzten. Mir bleibt auch mal ausreichend Zeit für andere Dinge mit denen ich mich beschäftigen kann, ohne durch irgendetwas was mit essen zu tun hat, plötzlich abgelenkt zu werden.

Ich glaube so einen kompletten Kampftag habe ich noch nicht beschrieben. Dann werde ich das mal hier tun. Vielleicht findet der eine oder andere sich ja darin wider, wenn nicht gerade mit dem Essen so doch mit etwas anderem.

Also der Verstand verlässt das Dunkel des Traumlandes und erhebt sich in das Bewusstsein des Tages. Er ist verschreckt. Warum? Na ja, es geht alles wieder von vorne los. Also welche Ideen haben wir heute um allen Schwierigkeiten Herr zu werden? Als erstes mal den Hintern aus dem Bett kriegen, aber nein, draußen ist es ja so kalt und hier so kuschelig warm. Halt, hatte ich heute nicht einen Termin? Wann war der noch? Wie spät haben wir denn jetzt? Habe ich schon verpennt? Nee, alles gut, den Termin hab ich erst morgen. Also den ganzen Stress morgen nochmal. Jetzt bin ich wach, da kann ich auch aufstehen, Kaffee aufsetzen, mich waschen, anziehen und überlegen wie mein Tag heute aussehen soll.
Eigentlich, müsste ich Brot backen; Dinkelbrot, die Zutaten habe ich alle. Vorgenommen hatte ich es mir ja schon lange, nur die Zeit fehlte mir und die rechte Lust, die kommt auch einfach nicht auf. Allerdings würde mir meine Gesundheit das sicherlich danken. Na, ja es geht nicht.

Wie jeden Morgen nehme ich einiges an Tabletten und dann habe ich gar keinen Platz mehr für ein Frühstück in meinem Bauch. Ich freue mich ja, wenn ich dann noch den Kaffee herunter bekomme, nach zwei Stunden etwa in denen ich gelesen oder geschrieben habe, handgearbeitet oder darüber sinniert habe, was ich mir in der nächsten Woche so als Hauptmahlzeiten alles Kochen möchte, nachdem ich in dieser Woche, Hauptsächlich, Blumenkohl, Kohlrabi, Brokkoli, Spinat, Spitzkohl, Möhren und Rotkohl hatte. So komme ich dahinter, dass ich eigentlich doch nur eine Wiederholung in einer anderen Reihenfolge haben werde. Vielleicht mal noch Sauerkraut dazu Paprika, Gurken und Zwiebeln. Meine Güte wo ist meine Lust und Leidenschaft für all diese Köstlichkeiten geblieben? Früher konnte ich nicht ohne Wurst und Fleisch auskommen. Heute kann ich es manchmal nicht mal mehr riechen, wenn ich an einer Metzgerei vorbei gehe; da wird mir übel. Ich bin aber auch nicht traurig drum. Noch vor einem Jahr hab ich mir einen Krustenbraten gekauft, den ich mir fertig gemacht und nur die Kruste und das Fett davon gegessen hatte. Da brauchte ich noch die Menge vom ganzen Braten, Heute würde mir ein kleines Stück reichen. Hauptsache ich könnte den Geschmack auf der Zunge zerschmelzen lassen. Den Rest vom Braten hatte ich weggeschmissen, nachdem ich mir eine super Soße gemacht hatte. Ich weiß, es ist für manche Menschen eine Sünde, aber so war es. Ich kann es immer nur wieder betonen, auch ich bin ein Mensch und deshalb eine Sünderin, wer es so sehen will, bitte. Ich meine dass nicht lächerlich oder sonst irgendwie in irgendeiner Richtung verzerrt. Sondern so wie ich es zu meiner Schulzeit im deutschen Religionsunterricht gelernt habe. Dieses Verhalten habe ich übrigens bei verschiedenen Cremekuchen heute auch noch. Da können sich viele Leute drüber aufregen und nicht nur meine Ursprungsfamilie. Manchmal, am Anfang eines Monats, gehe ich hier in ein bekanntes Kaffee und bestelle mir zwei Buttercreme Stücke. Sie kommen nicht an die von meiner Mutter ran, aber sie schmecken mir. Und wie soll ich sagen? Ganz würde ich sie nicht schaffen zu essen, aber ich bin heiß auf die Creme, und bis zu Hause kann ich nicht warten um sie dann ohne Publikum zu essen, also, esse ich nur die Creme und der Rest vom Kuchen bleibt auf dem Teller, Tja, das macht man selbstverständlich nicht.

Aber liebe Leute ich mach das wohl. Verbrennt mich doch, vielleicht bin ich ja jetzt eine Hexe?

Meistens fängt so nach diesen zwei Stunden der Mittagshunger an und wenn ich dann nicht schon vorher geplant habe was ich denn essen möchte, wird es schwierig. Erst einmal habe ich dann meistens keine Lust zu Kochen, oder gar nichts im Hause wo ich gerade Lust drauf hätte.
Oder gar kein Geld mehr, so dass ich mit dem auskommen muss was da ist. Na ja, das ist ja auch nicht immer das Gelbe vom Ei, aber ja von mir gewollt, wie ich schon in einem vorherigem Kapitel beschrieben habe.
Zwischendurch Blutzuckermessen und Insulin spritzen, je nach Bedarf, und schön im Speiseplan alles aufschreiben was ich esse damit das auch alles schön besprochen werden kann. Wie sollte man sonst herausfinden wie man was verändern könnte. Mit all diesen Gedanken allein zu sein, da ist es schon schwierig; sich auf andere Dinge zu konzentrieren als das Dick sein. Es ist jetzt aber auch nicht so, das jetzt jeder Tag und dann noch der ganze Tag so abläuft. Aber manche Tage eben

schon, wenn da jetzt zum Beispiel am Nachmittag noch eine typische Fressattacke zu käme, das wäre dann schon ein Tag wo ich mir dann gesagt hätte, wärst du mal besser Heute im Bett geblieben. Na ja, aber solche Tage hat doch wohl jeder mal, oder nicht? Na also. Ich bin doch irgendwie normal.

Normal essen und trinken, das wollte ich - mehr nicht. Ich hab es nicht hin bekommen, ihr könnt es noch. Und wenn ich Euch damit auf den Wecker gehe, ich kann es immer wieder nur betonen, überlegt Euch den Preis.

Ich glaubte, dass wenn ich fleißig abgenommen hätte, auch schon in jungen Jahren, einem die Welt zu Füßen liegt. Jedenfalls taten die anderen immer so. Bei mir kam immer an, alles sei so schön und easy, der Freund so toll, die Schwiegereltern so klasse, die Hochzeit so bombastisch, die Kinder so wohlgeraten und der vielen, gleichen mehr. Wenn sie mir so vorschwärmten von Ihresgleichen. Ich weiß nicht, meine Welt muss eine andere sein auf der ich lebe. Ich hab keine Ahnung. Oder meine Verwandtschaft hat doch recht und ich komme tatsächlich von einem anderen Stern, denn bei mir und in meiner näheren Umgebung ist alles etwas anders abgelaufen. Sogar noch in diesem Jahr, da bin ich noch keinen einzigen zusammenhängenden Monat zu Hause gewesen, wegen irgendwas war ich immer im Krankenhaus oder zur Rhea. Sogar einen Nierenkrebs und daraus ergab sich eine halbe Nierenentfernung waren darunter. Damit will ich nur sagen. Wollen die anderen mir erzählen die würden alle nichts mitmachen? Wem wollen die was in die Tasche lügen? Davon wird das Leben nicht besser. Bitte, ich bin, nicht dafür dass man Tag für Tag sein Leid klagt, oh Gott nein. Moment, wenn nötig ja, damit meine ich nur, dass einem bei akutem Schmerz neu geholfen werden kann. Ich meine nicht dem Nachbarn einen Knopf an die Backe quatschen mit derselben Geschichte. Nein, ihr versteht schon richtig was ich meine, oder nicht?

Im Dezember 2008 konnte ich nach Ratingen in die Fliedner Klinik für drei Monate. Dort hatte ich mir Rat gesucht, da ich trotz der zweiten Magen OP immer noch kein gutes Verhältnis zum Essen bekam und außerdem musste ich immer noch ständig brechen und müde war ich auch noch ohne Ende. Sicher es hatte sich alles deutlich gebessert zu vorher, aber eben noch nicht genug. Ich wurde einfach nicht die Alte, die Power kam nicht zurück. Bei meiner Vorgeschichte passte die angeknackste Psyche ja sehr gut und da war auch sicher das eine und dass andere dran gerade zu rücken, das habe ich schon gemerkt. Vor allem ist mir ein Ding von Seiten der Therapeuten besonders aufgefallen, oder haften geblieben. Ich meine einen Lernprozess, eine Zeichenstunde. Beim Zeichnen und Malen fiel mir auf, das ich mich immer irgendwie, als die zentrale Sonne gesehen und gemalt hatte. Die ihre Strahlen schützend über alle scheinen ließ, so wie eine Mutter die für jeder der Mittelpunkt und immer erreichbar war. Sie war groß und mächtig, nur für sie war niemand da der sie hätte beschützen oder bestrahlen können, sie war allein.

Allerdings die Art und Weise wie ich die Mahlzeiten zu mir nehmen sollte, stellte sich auf Dauer für mich nicht als annehmbar und umsetzbar für meinen Alltag heraus. Ich glaube da hatte man doch einiges, medizinisches nicht ganz verstanden. Aber gut keiner ist perfekt. Vielleicht wollte man mich auch auf Biegen und Brechen in eine Schablone bekommen ich habe keine Ahnung, was ich dann mal eher vermute. Aber das macht mir heute nichts mehr aus. Es ist auch nicht mehr so wichtig, es gibt so viel wichtigere Dinge im Leben als die Meinung von manchen Menschen außerhalb meines Kopfes. Eine total anders tränenreiche Zeit hatte ich in den Jahren von 2006 bis jetzt 2011 wo ich aktuell mit dem Schreiben an diesem Buch beschäftigt bin.

In 2005 hatte ich ja meine zweite Magen OP. Wie ich bereits erwähnte, hatte ich allerdings auch eine toxische Vergiftung von der noch niemand etwas wusste, Beziehungsweise die niemand wahrnahm. Denn mal ehrlich, eigentlich hatte ich geglaubt, dass ich nach dieser OP direkt wieder die alte Ruth voller Kraft und Saft sein würde. Aber das war leider nicht so. Das allerdings dieser Zug für immer abgefahren war, das habe ich mir zu diesem Zeitpunkt noch nicht einmal im tiefsten Dunkeln denken können.

Auf jeden Fall in dieser Lebensphase hat mich meine Ursprungsfamilie dazu überreden können doch wieder an meinen Geburtsort zu ziehen mit meiner jüngsten Tochter, um dort einen Neuanfang zu starten. Ich glaubte in meinem Leben schon so viel versucht zu haben, dann sollte ich auch diesen Schritt tun. Ich habe es getan. Aber wie immer im Leben, alles hat seine zwei Seiten, seine Guten und seine Schlechten.

Die schlechten Seiten waren die, das ich mehrere Auf und Abs hatte in denen ich mit der Wohnung nicht mehr zu Recht kam und vor allem in der Versorgung meiner Tochter. Dann schaffte ich auf einmal die Treppen bis zu meiner Wohnung nicht mehr. Ich bekam keine Luft. Na ja, zum Arzt lief ich ja oft genug. Die Krankenvorgeschichte war bekannt, was sollte er groß tun? Gehen sie mal nach Hause sie bekommen ja ihre Rente, da können sie sich ja für alles andere Zeit lassen, egal wie lange sie dafür brauchen.

Eines Tages nach wiederholtem Klagen sagte ich: Herr Doktor ich kann die Versorgung meiner 12 jährigen Tochter nicht mehr vernünftig aufrechterhalten so geht das nicht weiter. Da meinte er, ich lasse sie nicht im Regen stehen, sie können sich auf mich verlassen. Aber ich bin dann von dort aus direkt zum Jugendamt gefahren und habe dort ein Gespräch gesucht. Es ging einfach nicht mehr. Ich hatte denen erklärt dass ich das mit meiner Tochter besprochen hatte, dass wir dringend Hilfe brauchen. Ich aber nicht wüsste wie die Hilfe aussehen musste, also in welcher Form die Hilfe zu leisten wäre, aber so könne es auf keinen Fall weiter gehen.
Es war nicht nur so, dass dieser Schritt ein schlimmer Schritt für mich war, sondern die Folgen davon haben mir bald das Herz heraus gerissen.

Wie das so ist, müssen ja von irgendwem die Kosten übernommen werden und in diesem Zusammenhang musste ich dann mit der Dame vom Jugendamt zur psychologischen Begutachtung oder psychiatrischen das weiß ich nicht mehr so genau. Auf jeden Fall meinte der Doktor der mich Begutachten sollte sofort als er mich sah: gute Frau ihnen fehlt auf jeden Fall etwas Medizinisches und zwar dringend, wenn ich das mal so sagen darf. Ich würde mal meinen Blut auf jeden Fall, ist das noch niemandem aufgefallen? Und ich glaube nicht dass, das alles ist? Die Dame vom Sozialamt nahm das sofort auf und dann wurde sich auch darum gekümmert. Das ganze hatte allerdings zur Folge, dass ich für meine Tochter auf keinen Fall mehr in meiner Wohnung sorgen konnte. Denn dazu ich war körperlich gar nicht mehr in der Lage dazu, geschweige denn psychisch. Und meinen Krebs muss ich auch schon gehabt haben. Nur, das Problem ist Krebs tut nicht weh und zu wenig Blut sieht man an Blut Untersuchungen und Nierenkrebs wird meistens erst zufällig entdeckt und so war es auch erst ein paar Jahre später, nämlich in diesem Jahr und bei mir war es auch so. Als ich nach der Nieren OP in die Reha kam, hörte ich einen Vortrag und dort sagte man, wenn sie sich einen Krebs aussuchen könnten nehmen sie sich den Nierenkrebs, den schneidet man meistens weg und gut ist. Na so wird es ja dann wohl auch sein.

Für meine Tochter begann die bis dahin wohl schlimmste Zeit ihres Lebens. Ich glaube es sind nicht viele Dinge die es gibt, die man erleben muss um dieses Spektakel zu toppen, damit einem das Mutterherz aus der Seele gerissen wird. Was so ein Kind alles anstellen kann damit es bei seiner Mutter bleiben kann. Dabei war es Gott sei Dank, im Rückblick nicht so schlimm wie es hätte sein können. Aber wie man so schön sagt, ich will den Tag nicht vor dem Abend loben, sie gibt noch ihr

Bestes um an sich zu arbeiten und ein gut geschliffener Diamant zu werden. Wobei sie schon jetzt für meinen Mann, ihre Geschwister und Anhang und natürlich auch für mich schon in hellem Lichte erstrahlt. Aber wie wir alle, hat auch sie es sich zur Aufgabe gemacht, ihr Leben lang an sich zu Feilen, so hoffe ich doch und wünsche es mir und ihr das sie das auch weiterhin tun wird.

Irgendwann im Laufe dieser Entwicklung kam dann mal der Zeitpunkt, wo meine Tochter die Mitteilung machte, dass sie jetzt nicht mehr zu mir in meinen Haushalt zurückkommen möchte. Das war ein herber Schlag, nicht nur das ich sie unendlich vermisste und vermisse, sondern sie war das Nesthäkchen und bei den beiden großen bin ich Vollzeit arbeiten gewesen und mein Mann war zu Hause. Sie war mein erstes Baby und ich habe mein Bestes gegeben sie nach Strich und Faden zu verwöhnen wie man so schön sagt. Die anderen beiden natürlich auch, aber eben auf ihre Art und Weise und zu ihrer Zeit. Bei der ersten war es etwas ganz besonderes, weil es ja die erste war, darum musste sie besonders verwöhnt werden. Und der Sohn, ja der musste natürlich besonders verwöhnt werden weil er erstens der Kronprinz war, damit hatte er schon mal irgendwie genetische Vorschusslorbeeren, warum auch immer? Ich habe es mir wohl in meiner Ursprungsfamilie abgeguckt. Zweitens war ja nun mal seine Entwicklung bis zur Geburt sehr dramatisch wie bereits berichtet. Dazu kam noch dass die zwei für uns ausgesprochen süße Kinder waren, da kann man sie doch nur verwöhnen. So haben wir es jedenfalls als Eltern gesehen, die Kinder allerdings sehen das etwas anders, da sie andere Maßstäbe haben als wir. Aber das stört mich jetzt gerade hier an dieser Stelle nicht, denn das ist ja auch nicht mein wirkliches Thema. Und da ich bei beiden noch kein Insulin spritzte waren beide Kinder ja bei der Geburt 60 cm und das Mädchen zehn Pfund und der Junge elf Pfund schwer durch meinen Diabetes. Dazu kam noch, das ich Vollzeit arbeiten ging während die Kinder klein waren, so hat mein Mann sie praktisch großgezogen, da er zu diesem Zeitpunkt zu Hause war. Darum sage ich die Jüngste war mein erstes Baby. Sie wog damals nur 2880g bei einer Größe von 31 cm und einer Länge von 24 cm. Das ist schon ein Unterschied nicht wahr?

Meine Babypuppe war größer. Und zwischen ihr und den anderen lagen zehn Jahre Altersunterschied.

Natürlich höre ich den einen oder anderen sagen, die Krankheiten hätte ich auch durchaus ohne das Übergewicht haben können. Aber bitte, versteht ihr mich denn nicht? Bin ich so undeutlich?

Es geht um das ganze Drum und Dran was damit zusammen hängt.

Manchmal ist es als ob man gegen eine Wand redet. Die Menschen die mit mir reden, setzten bei mir das Signal, ja ich habe dich verstanden, machen aber genau das, was ich nicht leiden kann. OOOOhhhh, da bekomm ich doch eine Halskrause.

Ich habe doch nur sagen wollen meine Jüngste hätte ich gerne die letzten Jahre bei mir, hier erzogen und weiter in meinem Haushalt gehabt, ohne fremde Hilfe. Ich will es mir auch nicht zu einfach machen und sagen das ist alles das Übergewicht schuld, so möchte ich mich nicht verstanden wissen. Bitte, es ist einfach eine Kettenreaktion von vielen Zusammenhängen die im Laufe der Jahre, ihre Spuren hinter lassen haben.

So was nennt man einfach Leben.

Nun ja, heute inzwischen bin ich ja schon 55 Jahre alt geworden. Ja, das Schreiben hat eben länger gedauert als ich mir mal wieder vorgestellt hatte, dass es dauern könnte – sollte - müsste. Wie dem auch sei, worauf ich hinaus will ist, ich stehe schon wieder an einem Scheidepunkt. Aber und dieses Mal, ein echtes großes *aber*, denn man höre und staune ich habe keine Fressattacke dabei, ich weiß nicht was ich mit meiner Zukunft anfangen soll. Die Kinder sind groß. Ich bin sozusagen allein an einem Wohnort wo ich nicht sein will, habe keine körperliche Kraft mehr, so dass ich all den handwerklichen Tätigkeiten

nachgehen könnte die mir am allermeisten Spaß gemacht hätten und haben und noch machen würden. Mal ganz davon abgesehen, dass ich das auch weder räumlich noch finanziell auf die Kette bekäme. Also, was kann ich tun? Ausweichen auf die weniger geliebten handwerklichen Tätigkeiten? Die dann als nächstes in der Reihenfolge dran wären, dafür werden hier in der näheren Umgebung von der VHS leider keine Kurse angeboten, da die Teilnehmerzahl leider zu gering fürs Klöppeln ist. Aber ich bräuchte leider schon mal jemanden der mir auf die Finger sieht, da ich nicht immer alles richtig sehe und ich möchte doch eine gute Arbeit abliefern. Darum muss des Öfteren schon mal was wieder aufgemacht werden. Nur wie gesagt, wenn keine Fachkraft dabei ist, macht das keinen Sinn.

Die Frage ist doch warum, habe ich jetzt keine Fressattacke mehr? Ich denke mal es ist die Summe von allem erlebten und zurückliegenden. Damit meine ich natürlich jetzt auf keinen Fall, dass ihr alles und jedes genauso machen müsstet wie ich auch um das zu verstehen, und schon gar nicht um dann, endlich eurem Ziel näher zu sein. Mein Wunsch war und ist ja, wie ihr wisst, ihr solltet schon vorher schlauer sein als ich, bevor ihr all dieses durchmachen müsst. Was den Wohnort anbelangt lässt sich nicht mal eben mit dem Finger so schnippen und schnipp schnapp verändert sich alles. Ich bin schließlich keine Hexe oder wir sind hier auch nicht in einem Harry Potter Roman, wenn ich mir das auch oft gewünscht hätte für mein Leben, aber so ist es ja nicht. Die Realität will ja nun mal bestimmte Bedingungen, die ich nicht erfüllen kann und darum kann ich zurzeit meinen Standort nicht einfach aufgeben, um mir die Freizeit dann nach meinen Wünschen besser gestalten zu lassen.

Da geht es mir wie jedem anderen auch. Ich bin halt nur eine Nachbarin eines jeden anderen Bürgers.

Eine sehr persönliche Geschichte möchte ich dann doch noch loswerden, einmal, weil ich sie mir als dicke geleistet hatte und zweitens, weil ich es aus Liebe getan hatte. Und zwar für den Mann den ich auch heute noch Liebe nach dreißig Ehejahren, wenn wir auch nicht mehr zusammen wohnen. Die Geschichte ist schnell erzählt. Für ihn habe ich mich viele, viele Monate lang im Internat, im Kleiderschrank versteckt, damit ich nur bei ihm sein konnte. Zunächst waren wir zusammen in einer Klasse im Berufsförderungswerk Dortmund, denn dort hatten wir uns kennengelernt. Meine Ausbildung wurde abgebrochen und seine ging weiter. Während ich auf meinen weiteren Werdegang wartete, der ja angeblich sofort erfolgen sollte wie mir wöchentlich berichtet wurde, wartete, ich bei meinem Mann, damals mein Freund, von ihm eingeschlossen im Kleiderschrank. Eingequetscht, mucks Mäuschen still, damit die Putzfrau nix merkt. Im Internat vermutete man schon etwas, denn ich ging ja da ein und aus zu meinen Terminen und zum Einkaufen; nur ich hatte dort kein Zimmer mehr. Also wo blieb ich nur des Nachts? Man sah mich Tagsüber rein gehen, aber nicht wieder das Haus verlassen. Man suchte die Etagen ab und fand mich nicht und das bei so einem riesen Kollos, der ich ja nun mal war.

Ich bin schon froh, dass ich nicht erwischt worden war. Auch möchte ich noch erzählen, dass es jetzt sicher so ca. zehn Jahre her ist; auch das müsste ich mal wieder genau recherchieren. Da hatte ich mir viel davon versprochen, wenn ich nach Vera am Mittag hingehe. Ich glaubte das sehen viele Menschen und da kommen bestimmt viele Zuschauerreaktionen und dann ist auch der eine oder andere Tipp dabei den ich sehr gebrauchen könnte. Aber dem war gar nicht so. Es kam ein Thema was mit Übergewicht und dem Nachwuchs zu tun hatte und daraufhin hatte ich mich gemeldet. Na ja, am selben Tag wurde aber auch ein junger Nachwuchssänger eingeladen, so wurde der ganze Fokus vom Thema durch die Zuschauer doch ein wenig abgelenkt, denn als meine Tochter und ich an die Reihe kamen, war ich nicht nur total nervös und mit meinen Tränen beschäftigt, sondern, das Publikum wurde sehr hibbelig in der Erwartung auf den jungen Sänger. Na ja, ich mal wieder mit meinen Wünschen und Erwartungen.

Früher ist es mir auch immer sehr, sehr wichtig gewesen was andere über mich dachten oder in welchem Licht ich bei denen da stand. Heute ist mir das egal. Die sollen sich alle an die eigene Nase packen, solange ich mir nicht wissentlich etwas zuschulden kommen lasse, was gibt es da an mir rumzunörgeln? Ich arbeite doch ständig an mir und versuche mein allergrößtes Problem auf jeden Fall in den Griff zu bekommen und die anderen Probleme kommen ja noch dazu. Also, da habe ich doch jede Menge zu tun, warum müssen mir dann andere auch noch zu setzten? Nicht nur das? Wer sind diese Menschen, dass sie dazu berechtigt sind? Meiner Meinung nach liegt es nur daran, weil die wenigsten Menschen heute noch Achtung vor dem gegenüber haben und so auf diese Weise denke ich mal über ihre eigenen Defizite hinweg kommen wollen. Und leider kann ich mich da manchmal auch nicht von frei sprechen. In der Hitze des Gefechts fehlt mir auch schon mal der angemessene Ton. Das Schlimmste ist, wenn mich ein Thema aufregt, wenn etwas mit Ämtern oder Bürokratie im Allgemeinen zu tun hat. Es tut mir leid, aber meine Erfahrungen damit sind dermaßen negativ, dass der Blutdruck augenblicklich hoch steigt, wenn ich da nur dran denke.

Zum Beispiel wie das jetzt mit den Banken war, beziehungsweise noch aktuell ist, da graut es mir, wie damit umgegangen wird, ich sage nur, „kluge Köpfe" und „Füllen von eigenen Taschen", es tut mir Leid, aber das ist das, was mich das Leben gelehrt hat und ehrlich was hat sich im 2011 Jahr da geändert? Als Kind bin ich gerne zur Kirche gegangen, da fühlte ich mich dort geborgen. Aber seitdem ich davon weiß, dass mit der Päpstin dreihundert Jahre Geschichte einfach gestrichen worden sind... wie blöd wird das Volk gehalten, und alle Geschichtsschreiber der Welt machen mit? Oder bin tatsächlich nur ich so doof? Kann ja sein, dann träume ich mal weiter. Ich finde so was unglaublich, das solche Leute damit durchkommen, aber wenn wir falsch parken, dann wissen sie nicht wie hart die Strafe denn am besten ausfallen darf damit der größtmögliche Gewinn für die Gemeinde dabei rausspringen kann.

Allein über diese Gedanken nachzudenken, da bekomme ich Hunger ohne Ende. Das wäre mir eine ganze Buttercremetorte wert. Stimmt nicht ganz, heute nicht mehr. Das Buch und all die anderen Sachen die ich jetzt noch mal durchlebt habe, haben mich reifen lassen. Immer, wenn ich geschrieben hatte, hatte ich so gut wie keine Fressattacke mehr, je weiter ich mit dem Buch kam. Am Anfang habe ich mich sehr schwer damit getan, weil es so persönlich ist, aber es ist gut so wie es ist.

Zurück zu den Politikern ich muss da doch mal das eine oder andere noch los werden, die meisten, oder sagen wir mal viele, haben ein besseres Gehirn als ich, warum finden sie keine Lösung für all unsere Probleme, sondern studieren nur für ihr eigenes wohl ergehen? Soviel ich weiß, bräuchte es heute keinen Hunger mehr zu geben, auf der ganzen Welt nicht, wenn wir nicht so raffgierige Leute hätten und ein anderes Verteilersystem als Gold, Geld und Diamanten. Denn Nahrung, Maschinen, Menschen die alles herstellen könnten, alles ist vorhanden. Nur, wer verteilt, was und wie, das ist es doch, worum es geht. Wer hat das sagen. Wie dumm ist das? Auf was reduziert sich der menschliche Verstand, das Wunder Mensch? Wenn eine werdende Mutter ihren Fötus das erste Mal im Ultraschall sieht, das ist einfach **_unglaublich._** Und dann Kommen ein paar wenige, in einer höheren Position und füllen sich lieber die Taschen und die Bäuche um alles für sich allein zu haben und der Rest der Welt schaut machtlos zu. Wie kann das sein? Bitte alle klugen Köpfe der Welt, werdet doch endlich wach oder ist Intelligenz nur was fürs Papier, damit ihr ab und zu mal eine Schlagzeile habt? Das kann es doch nicht sein, oder? Beziehungsweise es geht ja noch so weit das sie beim Waffenverkauf und den Kriegen anzetteln auf der ganzen Welt auch noch irgendwie ihre Finger mit drin haben. Warum wird sich nicht auf das Wesentliche beschränkt? Das Leben selber, denn nach dem Tode kann doch eh keiner etwas mitnehmen. Also etwas Materielles meine ich, also was soll das ganze Theater dann? Muss man dafür studiert haben um so etwas zu verstehen? Ich denke nicht! Das wissen sogar Kinder. Bum, ihr seid tot, was nehmt ihr mit? Nix!!! Und warum habt ihr es dann besitzen müssen? Und dafür auch noch töten, lassen? Welche Logik? Und das von den besten Köpfen der Welt? Da bleib ich doch besser dumm und frage mich wieso weiß ein Baby das es genau jetzt in diesem Moment genug hat von Mamas Bauch und den verlassen will. Keine Sorge, ich weiß schon, dass das kindlich gedacht ist, aber nur Kinder kennen die Wahrheit.

Das Leben ist wie ein Spiel, neue Würfel, neue Möglichkeiten. Man macht alles anders als die Eltern, so nach dem Motto, mir passiert das nicht.
Aber Pustekuchen mir passiert das wohl, denn ich kann ja nur so wie ich es zu Hause gelernt habe. Es sei denn, ich bin schon so schlau und habe den Durchblick wie ich es genau nicht machen muss damit ich genau das erreiche was ich erreichen möchte. Aber bitte, dabei müssen wohl noch ein paar Faktoren berücksichtigt werden. Erstens, die Generation hat sich verändert zu der, zu der, man selber aufgewachsen ist. Das sollte man keinesfalls unterschätzen. Zweitens jeder Partner ist anders, wenn man mal genau beobachtet wer sich welchen Partner sucht, dann wird er feststellen, dass er sich entweder den Vater oder die Mutter als Gegenstück zu seinem Wesen als Partner gewählt hat, wenn er denn in seinem erwachsenen Leben einen Partner hat. Und wenn sie Geschwister haben, gehen sie die mal in Gedanken durch, wen die Partner gewählt haben, ob sie in deren Partnern vielleicht ihre Eltern wiederfinden? Ich denke mal der eine oder andere wird doch erstaunt sein, oder nicht? Und dann die Kinder selber, die sind ja auch wieder ganz anders als man selber, aber das vergisst

man schnell bei dem Gedanken, das mache ich alles anders, und dann kommt der Alltag und man macht es doch ähnlich wie die Eltern ohne das man es wirklich wollte. Man glaubte sogar sich extra viel Mühe gegeben zu haben es anders zu machen, aber unterm Strich, sind doch die groben Züge des Verhaltens die der eigenen Eltern geblieben. Nicht nur mit dem über die Kinder zu reden, während sie sich umkleideten, sondern die ständigen Ermahnungen mit dem Essen hatte, ich natürlich an sie genauso weiter gegeben, wie ich sie auch, erhalten hatte. Es war alles ein gewisser Automatismus, ich kam da gar nicht wirklich raus. Als ich abends im Bett lag und dachte was haste denn heute den Kindern wieder für einen Stress gemacht mit dem Essen, war das nötig. Meine Güte, denk doch, mal an deine Zeit wie du so alt warst an zu Hause zurück, reiß dich doch mal zusammen. Und dann hielt sich die Schimpferei in meinem Kopf, mit mir zu Gange und was ich mir nicht alles vornahm, was ich nicht besser machen wollte. Nein, nein ich wollte doch nur eine gute Mutter sein, was konnte ich denn jetzt den Kindern anbieten, damit ich das wieder gut machen konnte. Ich wusste es nicht, so musste ich sie fragen. Also der nächste Tag kam, die Kinder kamen von der Schule und das lästige leidige Thema kam wieder auf den Tisch, oh Gott, oh Gott, hört das denn nie auf? Wie könnte es aufhören, spätestens beim nächsten Klamottenkauf für die Kinder sind wir alle wieder frustriert. Aber jetzt, jetzt im Moment, da möchte ich wenigstens für gute Stimmung sorgen. Es täte uns allen gut. Also frage ich die Kinder wie ich das wieder gut machen kann, die aber sagen mir nur, Mama wir sehen das gar nicht so schlimm wie du. Ja, dann fange ich doch erst recht wieder an zu Zweifeln, liegt es jetzt daran, weil es noch Kinder sind, oder bin ich wirklich so ein Sonderling? Oh man, oh man, manchmal kann ich nicht mehr gerade aus denken, dieses verdammte Übergewicht, wer hat mir dieses Kreuz nur gegeben? Ach, Kreuz! Hab ich Euch schon erzählt dass ich mir auch mein Kreuz gebrochen habe? Ja tatsächlich, als ich das hörte wurde mir im nach hinein ganz anders, obwohl der Doktor zu mir sagte Frau sowieso, ist aber nicht so schlimm, es ist zwar nicht wieder so gut zusammen gewachsen, aber das passiert vielen Frauen, das sie sich die Brustwirbel brechen. Ich dachte ich höre nicht richtig, zum einen sollte mich das jetzt trösten und zum anderen saß erst mal der Schrecken das Gott sei Dank nichts Schlimmeres passiert, war, als ich mir diese Verletzung zugezogen hatte. Das kann nur passiert sein, als ich mit unserer Jüngsten Schwanger war, da bin ich nämlich mal schwer gestürzt und da kamen mein Mann und die Kinder sofort angelaufen und wollten mir aufhelfen. Ich war feste auf den Rücken geknallt, aber ich hatte nur gesagt, nee, nee, lasst mich mal eben so liegen und da bin ich bestimmt eine viertel Stunde so liegen geblieben. Danach versuchte ich mich ganz vorsichtig mit Hilfe von meinem Mann hoch zu hieven und begab mich dann aber direkt ins Bett da ich mich ja sowieso schonen sollte und jetzt Angst um die Kleine hatte. Aber einen Arzt habe ich wegen dieses Sturzes nicht aufgesucht und im nach hinein fand ich das natürlich nicht so gut. Anders kann ich mir den Bruch nicht erklären.

Nun, wenn ich mir die Zeilen alle betrachte, da kommt doch so einiges zusammen über ein so gewichtiges Thema wie die

Fresssucht. Und alles ohne eine einzige Kalorientabelle oder irgendwelche Diätpläne die ich jetzt hier zwischen platziert hätte um die Seiten schön voll zu bekommen. Aber meine letzten dreißig Kg davon erzähle ich Euch zum Schluss. Und zwar habe ich die durch Schlank im Schlaf abgenommen. Nicht das ihr jetzt meint ich würde dafür Reklame machen, ich sage es einfach nur wie es ist. Und alles andere was ich ausprobiert hatte, hatte ich ja auch erzählt. Aber bei Schlank im Schlaf finde ich alles wieder, was ich jemals über die Ernährung im Allgemeinen gelernt habe. Egal ob es in der Diabetikerschulung war, oder weiß der Kuckuck welcher Vortrag, für welche Diät auch immer. Und ich hatte das erste Mal das Gefühl, da will mir keiner das Geld aus der Tasche ziehen, denn egal mit welchem Problem ich kam, es war eine Lösung da und eine gute zufriedenstellende Beratung mit der auch ich Leben konnte. Denn wenn ich eins sagen kann, dann das ich im Laufe meiner Diäten doch sehr, sehr kritisch und voller Ansprüche geworden bin. Und hierbei brauchst du nur ein paar Regeln einhalten, keinen extra Schnick Schnack kaufen, normale Lebensmittel nehmen und dich vernünftig und normal Ernähren, fertig. Gehst du regelmäßig zur Beratung dann klappt das auch. Ohne Tam, Tam hiervon ein wenig davon ein bisschen oder drei Punkte, oder sechs Ampeln.

NORMAL, EINFACH NORMAL, WIE DER REST DER WELT.

Geht nämlich auch.

Sicher, wie ich schon sagte, wenn ich mich da gehen lasse,

kann ich da auch ratz-fatz wieder zunehmen, aber wenn alles normal läuft, dann bleibe ich doch zwischen siebzig und vierundsiebzig kg, je nach Wassereinlagerung. Und damit kann ich so gerade eben Leben. Lieber wäre mir natürlich ich würde unter die siebzig kg kommen, die ich auch sicherlich hätte, würden meine Fettlappen endlich weg sein. Aber wie gesagt, ich bin keine Hexe und einen anderen Weg habe ich noch nicht gefunden und die Krankenkasse sieht die Notwendigkeit einer OP nicht ein, obwohl ich auch des Öfteren schon mal Wund bin. Aber die Dame, die mich untersuchte meinte sie hätte schon wesentlich schlimmere Fälle gesehen und abgelehnt. Ja das mag ja sein, aber Leute, meine Seele, nur weil ihr die nicht sehen könnt gibt es sie deswegen nicht? Wisst ihr nicht wie es dort aussieht? Hört ihr mein Wehen und Schreien nicht? Was kann ich noch tun? Mich auf den Marktplatz stellen?
Im Grunde mache ich das doch gerade. Im Übrigen habe ich dieses Gewicht jetzt seit ca. zweieinhalb Jahren.

Aber ich hoffe wirklich, dass es jemandem helfen kann, dass ich all dieses hier niedergeschrieben habe. Auch will ich Euch damit Mut machen zu Euch selber zu stehen und immer wieder neu anzufangen, wenn es wieder mal in die Hose gegangen ist. Euer Vorhaben meine ich. Jedes Ende, hat auch einen neuen Anfang, das ist nicht nur eine Floskel, sondern eine wohlbedachte Überlegung, sonst würde man sich nicht dafür entscheiden. Und wenn man sich so viel Mühe macht, dann sollte man auch richtig dahinter stehen und sein Bestes geben. Tja, und wenn es denn dann nicht geklappt hat, nimmt man sich eine gewisse Zeit eine Auszeit und dann geht das ganze Spiel von vorne los. Hauptsache ihr verliert das Ziel nicht aus den Augen. Das ist das Wichtigste.

Übrigens auf die Nachbarin komme ich, weil ich in einer typischen Zechensiedlung groß geworden bin, mit einer Spielstraße und dort standen früher die Nachbarinnen noch auf der Straße und unterhielten sich. Sie hatten noch Zeit für einander und vor allem für die Kinder. Heute dürfen die Kinder ja noch nicht einmal mehr auf Spielplätzen ohne Gerichtsurteile laut sein. Das muss man sich erst einmal auf der Zunge zergehen lassen, da kommt mir die Kotze hoch. Was für eine Gesellschafft ist das geworden. Menschenfeindlich kann ich nur sagen, einfach nur Menschenfeindlich, aber Paragraphen freundlich, das muss ich anerkennen. Fast alles haben wir schon mal vor dem Gericht geregelt. Also es gibt kaum etwas wofür wir hier zu Lande keine Vorschrift hätten. Zurück zur Nachbarschaft. Ich fand das immer sehr schön und hatte das Gefühl von einer zusammengehörigen Gemeinschaft. Eben wie ein Kind denkt. Und immer, wenn ich so böse Sätze hörte, die etwas Negatives von dem einen oder anderen Erwachsenen äußerten, was angeblich nicht so gut war, gab es mir einen großen Stich ins Herz. Schon da fingen meine Narben auf der Seele an zu wachsen. Warum waren die Erwachsenen so? Sie machen immer alles kaputt.

Heute kann ich damit Leben, das ich oft denke wie ein Kind. Dieser Vorwurf verletzt mich nicht mehr. Im Gegenteil, ich finde das sollten mehr Menschen tun, dann würden sie vielleicht auch mehr von der Welt verstehen. Und nicht ganz so blind rumlaufen.

Echt, ich wollte dieses Buch ganz ohne Wochenpläne und Re-
zepte schreiben, aber auch ich komme nicht ganz ohne aus,
denn diese Dokumentation wäre nicht vollständig und das
möchte ich doch nicht. Allerdings werde ich nur die neuesten
hier rein geben, denn erstens habe ich die alten nicht mehr
bewahrt und zum anderen habe ich keine Lust Euch mit allem
zu Nerven, denn Informationen, gebe ich Euch ja viele, wenn
diese Buch auch dünn ist. Ein bisschen müsst ihr ja auch selber tun, nicht wahr? Ohne Fleiß kein Preis. Wer auch immer
das als erstes gesagt hat, meine Mutter hat es auch gewusst.
Zum einen habe ich mir gedacht ist die Veranschaulichung
vielleicht bei dem einen oder anderen doch etwas wirksamer
und führt dann doch eher zu dem Ziel, welches ich mir
wünschen würde und zum anderen bei den Plänen ist es eine
gute Veranschaulichung dessen was heute essbar, noch mach-
bar bei mir ist und was nicht. Also, als Unterstreichung sozusagen meiner niedergeschriebenen Worte. Ich hoffe ihr könnt
das so annehmen. Und auch nur darum mache ich auch von mir
hier Bilder rein, damit ihr Euch vielleicht doch eher dazu ent-
schließen könnt so die für Euch richtige Entscheidung zu nehmen. Wie auch immer sie ausfallen mag. So habt ihr einen direkten Vergleich von einer Person die Euch kein Produkt ver-
kaufen will. Entschuldigung es stimmt ja nicht ganz, das Produkt wäre ja dieses Buch. Aber gut, das wäre aber dann in
Euer restliches Leben gut investiert würde ich jetzt einfach
mal behaupten.

Liebe Nachbarn, was soll ich Euch sagen, alle wesentlichen Punkte die mich in Rage bringen, die mit dem Abnehmen direkt zu tun haben und hatten in meinem Leben, habe ich Euch nun Kund getan, damit ihr wie schon mehrfach erwähnt, alles besser machen könnt als ich selber. Aber glaubt nicht das mein Leben bisher nur aus den paar Seiten bestanden hat, das war nur ein kleiner Ausschnitt der extrem belastend war durch das Übergewicht, welches ich einfach immer ausgeblendet und an die Seite geschoben hatte.

Ich hatte schon auch ein normales Leben mit normalen Wünschen, Träumen, Pflichten und Versorgungen zu Leben wie jeder andere auch. Nur eben mit den Besonderheiten des Dickseins die dazu kamen.

Im Übrigen habe ich ja auch mal geraucht. Diese Sucht mochte ich eigentlich gar nicht und bis zu meinem sechszehnten Lebensjahr konnte ich mich davor bewahren. Aber dann wurde auch da für mich das Eis gebrochen und zwar auf eine ganz blöde Art, wie ich heute finde. Denn wenn ich da drüber nach denke kann ich es kaum glauben wie einfach es ist das Rauchen anzufangen oder eben auch wieder zu lassen. Ich erwähne das hier auch nur, weil es irgendwie zu der Struktur passt die ich mir im Laufe meines Lebens zugelegt habe, mit mir nicht gut durchdacht umzugehen.

Also ich erzähl dann mal. Als ich in meiner ersten Lehrstelle war, wurden uns Lehrlingen jeden Morgen vom Chef eine Zigarette angeboten und das Wochen lang. Und ich bedankte mich immer schön, aber sagte nein danke. Als er dann eines Tages aber sagte, ach was, dich brauche ich ja gar nicht mehr zu fragen, du sagst ja doch nein, fühlte ich mich benachteiligt und ausgeschlossen. Da fing ich doch tatsächlich an zu rauchen, so war das und dann rauchte ich sechzehn Jahre lang. Bis ich eines Morgens folgendes erlebte: ich hatte eine Handarbeit fertig zu machen, aber keine so rechte Lust an diesem Tag daran zu arbeiten. Daraufhin ermahnte mein Mann mich mehrere Male, du wolltest doch. Worauf ich wiederum sagte, ja eben noch eine Tasse Kaffee und eine Zigarette. Und das ganze spielte sich mehrere Male so ab, bis mir auf einmal in den Sinn kam, Moment mal, du hast einfach keine Lust dazu dieses Teil fertig zu machen, aber dafür brauchst du weder den Kaffee noch die Zigarette als Entschuldigung. Von Stunde an, hatte ich auf beides verzichtet. Wobei Kaffee hatte ich nach ein paar Jahren wieder angefangen zu trinken, aber das Rauchen hat mir nicht mehr gefehlt. Ich hatte mir nur gewünscht, wäre das mal mit dem Essen auch so einfach.

Jetzt während ich auf das Ende des Buches zuging, kam ich unter Druck. Sicher den Druck habe ich mir selber gemacht, aber darum geht es mir gar nicht, sondern mir geht es darum Euch zu sagen das mir diese Situation gezeigt hat, dass ich noch lange nicht soweit bin alles so aus zu halten, dass ich jetzt sagen könnte, ich wäre von meiner Fresssucht geheilt. Nein, das bin ich keineswegs. Das weiß ich und das spüre ich sehr deutlich an vielen verschiedenen Dingen. Die Psyche ist wie ein Fluss, sie sucht sich zunächst erst einmal den Weg des geringsten Widerstandes, um so schnell wie möglich weiterzukommen und funktioniert das nicht, dann werden halt langsam, aber kontinuierlich die Hindernisse aus dem Weg geräumt. Und bei mir waren wieder mehrere Dinge die ich mir Gleichzeitig erfüllen wollte, aber ich musste mir nicht nur Prioritäten setzten sondern klare Grenzen. Ich durfte nicht so weiter machen das ich an mehreren Sachen gleichzeitig mit gleich starkem Arrangement arbeite. Aber bitte, wie sollte ich da die Auswahl treffen? Wem den Vorrang geben? Das eine ist die neue Diabeteseinstellung, das andere die neue Wohnung, das nächste bessere Einstellung beim Essensplan und die Bewegung nicht dabei vergessen, wobei das Buch ja auch noch zu schreiben ist und da habe ich einen Abgabetermin. Mit dem Buch, das habe ich zwar irgendwie im Kopf, aber es will dann doch nicht so heraus wie ich es dachte das es könnte. Denn immer wenn mir die guten Gedanken kommen, habe ich keinen Bleistift und Papier zur Hand und behalten, oh nein, dafür reicht mein kleiner Geist leider nicht aus. Tja was mache ich da nur. Da reicht es eben nur für so wie es ist, aber da ich mich zum guten Durchschnitt der Bevölkerung dieser Erde zähle, reicht es jawohl. Und wenn nicht, ich kann auch damit Leben. Dann die vielen Fehler, die ich dann mache, wenn ich so unter Druck stehe und dann wieder beheben muss. Ich richte schon ganz schön viel Schaden an und scheine wohl meine Umwelt da auch noch unangenehm mit reinzureißen; auch das tut mir sehr leid. Wenn es ginge würde ich es gerne ungeschehen machen, aber da es nicht so funktioniert, darum bitte ich um Entschuldigung.

Also heute habe ich mal einen Wochenplan, wie ich so original eine Woche mein Essen aktuell gestaltet und gelebt habe. Und einen, von einer Woche wie es besser gesund gewesen wäre, aber auf Grund meiner ganzen Krankenvorgeschichte für mich nicht möglich war ihn hinzubekommen. Wie ihr seht ist das nicht erstrebenswert. Also, wie gesagt, gebt Euer Bestes.

Wochenplan KW 00 (falsche Ernährung)

Uhrzeit	Montag	Dienstag	Mittwoch	Donnerstag	Freitag	Samstag	Sonntag
09:00 10:00							
11:00 12:00	1 Tasse Kaffee	2 Tasse Kaffee	1 Tasse Kaffee	2 Tasse Kaffee	2 Tassen Kaffee	2 Tassen Kaffee	2 Tassen Kaffee
13:00 14:00			200 g Reis mit Margarine	300 g Couscous mit Ketchup			200 g Gabelspagetti 3 Esslöffel Bärlauch
15:00 16:00	200 g Reis mit Margarine		2 Tassen Kaffee	4 Rühreier mit 2 Toast 2 Tassen Kaffee	2 Tassen Kaffee Blumenkohlsuppe Dick und sämig	2 Tassen Kaffee 2 Scheiben Toast	2 Tassen Kaffee
17:00 18:00	2 Scheiben Toast mit Leberwurst	200 g Gabelspagetti 3 Esslöffel Bärlauch		300 g Brokkoli			
19:00 20:00		200 g Frischkäse	200 g Frischkäse		2 Toast mit Leberwurst		200 g Frischkäse

Wochenplan KW 00 (richtige Ernährung)

Uhrzeit	Montag	Dienstag	Mittwoch	Donnerstag	Freitag	Samstag	Sonntag
09:00 10:00	2 Scheiben Brot 20g Margarine, Marmelade, 2 Tassen Kaffee	2 Scheiben Brot, 20g Margarine, Marmelade, 2 Tassen Kaffee	2 Scheiben Brot, 20g Margarine, Marmelade, 2 Tassen Kaffee	2 Scheiben Brot, 20g Margarine, Marmelade, 2 Tassen Kaffee	2 Scheiben Brot, 20g Margarine, Marmelade, 2 Tassen Kaffee	2 Scheiben Brot, 20g Margarine, Marmelade, 2 Tassen Kaffee	2 Scheiben Brot, 20g Margarine, Marmelade, 2 Tassen Kaffee
11:00 12:00							
13:00 14:00	4 Eier, 300g Brokkoli, 1-2 Kartoffeln	300g Zucchini, 200g körniger Frischkäse, ½ Paprikaschote, 100ml Gemüsebrühe, 2EL saure Sahne, 30g geriebener Parmesan	200 g Reis, 200g Pilze, 1 Tomate, 1Zwiebel und Kräuter	1 gr. Zwiebel, 1 gr. Kartoffel, 100g Möhren, 100g Lauch, 100g grüne Bohnen, 100g TK Erbsen, 500g Gemüsebrühe, 200g grobe Bratwurst	300g Milchreis mit Zimt und Zucker	Heute wird eingefrohrene Suppe von Donnerstag gegessen	300g Fisch, 200g Kartoffeln, 50g TK Mais, 50g TK Erbsen, ½ Paprikaschote
15:00 16:00	1 Tasse Kaffee	1 Tasse Kaffee	1 Tasse Kaffee	1 Tasse Kaffee	1 Tasse Kaffee	1 Tasse Kaffee	1 Tasse Kaffee
17:00 18:00	200 ml Wasser	200 ml Wasser	200 ml Wasser	200 ml Wasser	200 ml Wasser	200 ml Wasser	200 ml Wasser
19:00 20:00	1 Scheibe Graubrot, 2 Scheiben Wurst, 20g Margarine	1 Scheibe Graubrot, 200g Schmelzkäse	1 Scheibe Graubrot, 200g Schmelzkäse	1 Scheibe Graubrot, 200g Schmelzkäse	1 Scheibe Graubrot, 2 Scheiben Wurst, 20g Margarine	1 Scheibe Graubrot, 2 Scheiben Wurst, 20g Margarine	1 Scheibe Graubrot, 2 Scheiben Wurst, 20g Margarine
20:00 21:00	200 ml Wasser	200 ml Wasser	200 ml Wasser	200 ml Wasser	200 ml Wasser	200 ml Wasser	200 ml Wasser

Diese Woche habe ich erst wieder in der Zeitung gelesen, dass der Zucker der Fettmacher Nr. 1 ist. Ja, liebe Leute, was nutzt das denn, es ist doch nicht genug Aufklärung betrieben wenn ich das mal in die Zeitung schreibe? Wie kurzsichtig ist das denn? Es tut mir Leid, aber jetzt muss ich doch noch weiter ausholen. Eine Fressbude wird neben der anderen aufgemacht, eine Koch-Show kommt nach der anderen im TV. Jede Zeitung ist mit Rezepten bespickt, aber es hat kaum noch jemand Zeit finden sich zu Hause die Arbeit zu machten, das alles nach zu kochen. Oder auch gar keine rechte Lust dazu, weil es ja erstens Preiswerter ist sich das Fertigprodukt zu kaufen, zweitens ist es noch meistens frischer und vitaminreicher, da es schockgefroren wurde, direkt vom Feld und drittens, wenn ich alle Zutaten bei einem größerem Projekt, z.B. kaufen müsste, hätte ich wahrscheinlich sehr hohe Kosten, viele Reste, so dass sich der ganze Aufwand erst gar nicht lohnen würde. So ist unsere Wirtschaft heute aufgebaut. Unsere Politiker und Gutverdiener die können sich das leisten, das sind dann die Menschen die unseren sozialen Warenkorb ausrechnen und bestimmen mit wie viel Geld wir im Monat eine Familie satt bekommen können. Meine Halskrause wächst wieder und mein Hunger steigt. Und somit wird immer weniger zu Hause gekocht, aber das allergrößte Problem ist, dass vor allem für unsere Jugend auch immer weniger frisch gekocht wird. Die Bewegung fällt weg, weil der PC so viel Raum einnimmt und mehr Spaß macht, das sich heute kaum noch einer richtig unterhalten kann, außer, „ey, wat geht ab Alter". Ich weiß es ist übertrieben, aber das habe ich jetzt aus Wut geschrieben und darum bleibt das so.

Und Bewegung braucht Anleitung, die hatten wir noch, als wir klein waren, aber Völkerball usw. ist heute verpönt und auch andere Sachen, die wir auf der Straße gespielt haben. Wobei, heute ja kaum noch auf den Straßen gespielt werden kann. Nun gut, hier werde ich nichts daran ändern und alleine schon gar nichts. Als Abschluss möchte ich noch sagen: es war sehr befreiend für mich, und zwar für meinen Körper und meine Seele, all diese Dinge hier von mir zu geben. Wenn ihr ähnliche Erfahrungen gemacht habt kann ich Euch das nur auch empfehlen. Es hilft gewaltig bei der Verarbeitung der seelischen Schmerzen. Ich hätte mir das nicht so vorgestellt, wenn mir davon einer erzählt hätte.

Auch das Schreiben selber war deutlich schwieriger als ich es mir vorgestellt hatte. Nicht nur, weil ich glaubte alles würde schneller geschrieben sein, nein ich hätte nicht gedacht, dass mich das auch emotional so mitnehmen und so viel bei mir bewirken würde. Da hatte ich mir überhaupt keinen Kopf drüber gemacht. Wie so oft schon in meinem Leben dachte ich, dann mach ich mal eben. Es kam so viel hoch, so vieles an das ich nicht mehr bewusst gedacht hatte, weil ich es einfach nur erfahren, erlebt und weggesteckt hatte ohne es wirklich verarbeitet zu haben.

Denn, wenn man z.B. die Zeit nimmt in der ich die Zähne aufeinander genäht hatte, das hatte ich ja hier zack, zack erzählt, aber auf der Arbeit, beim Imbissverkauf, da waren doch auch so die einen und anderen Sprachschwierigkeiten zu bewältigen. Denn nicht jeder hatte gleich Verständnis dafür, wenn er mich mal nicht sofort richtig verstehen konnte. Wie die Menschen halt so sind. Manche wollten es eben auch gar nicht erst, dann sollten sie es halt lassen, auch damit habe ich inzwischen leben gelernt. Aber insgesamt habe ich meine Vergangenheit erst durch dieses Schreiben erst mal richtig betrachtet oder beleuchtet oder wie könnte ich es besser ausdrücken? Ich weiß nicht wie, ich denke mal, würde ich Euch jetzt Auge in Auge schauen, könnte ich in eurem Antlitz das Verstehen meiner Worte lesen. Letzten Endes, habe ich doch eigentlich mein Leben lang mit irgendwelchen Therapeuten über mein Dicksein gesprochen und das ich damit unglücklich bin und war, und trotzdem konnte ich nie diesen inneren Frieden erreichen, den ich zumindest jetzt mit mir habe. Wenn ich auch noch nicht von meiner Fresssucht geheilt bin und ohne Ängste essen kann.

Sogar in den vierzehn Jahren als ich in Holland wohnte, durfte ich über ein Projekt, ich weiß gerade nicht mehr genau wie das hieß, grenzüberschreitend über unsere Kinder in Deutschland eine Psychologin in Geilenkirchen aufsuchen. Die ich in regelmäßigen Abständen konsultierte um wieder dieses leidige Thema zu bearbeiten.

Für mich hoffe ich, dass ich dauerhaft an mein Ziel angekommen bin und für Euch hoffe ich, dass ihr schon vorher erst gar nicht all dieses Theater mitmachen müsst.

Was ich noch sagen will ist, trotz aller Widerstände die Euch begegnen werden, lasst Euch nicht unterkriegen, gebt niemals auf, wenn ihr gefallen seit steht auf. Geht das nicht mehr von alleine, dann fragt andere um Hilfe und ist keiner in der Nähe, schaut zu ob ihr robben könnt bis ihr jemanden findet. Irgendwas geht immer zu machen, das ist meine eigene Erfahrung bis heute. Stillstand heißt Tod und das sind wir noch nicht, liebe Nachbarn. Unkraut ist ein zähes Gewächs, das bekommt man nicht so schnell für immer von der Erde. Und so ist das mit den Menschen wohl auch, denke ich, hoffe ich.

Es grüßt Euch Eure Nachbarin Ruth Inge Thielemann-Franke

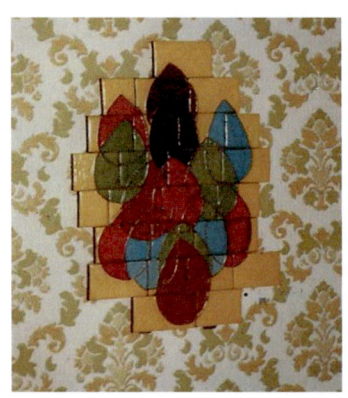

Dies ist die Emaillearbeit die ich in im Sonderprogramm während der 8. Klasse hergestellt habe. Eine sehr aufwendige Arbeit die damals hoch Modern war (70er Jahre). Der Wunsch nach Lob war groß, aber die Erfüllung war eine Pleite.

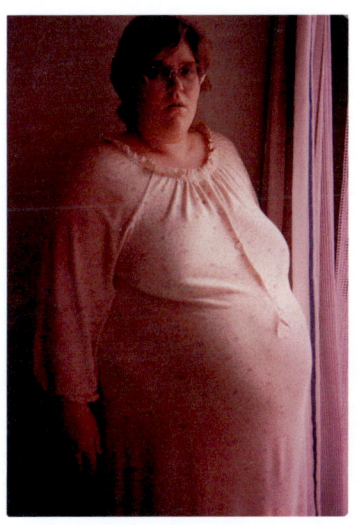

Auch ein Wendepunkt. Während meiner 2ten Schwangerschaft konnte ich es selbst nicht mehr ertragen mich in den spiegelnden Fenstern im Aachener Klinikum zu sehen wenn ich über die Flure schlich. Das führte zu den folgenden Bildern:

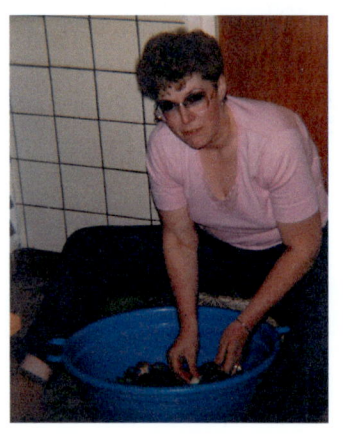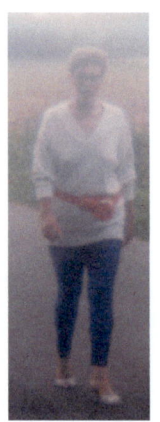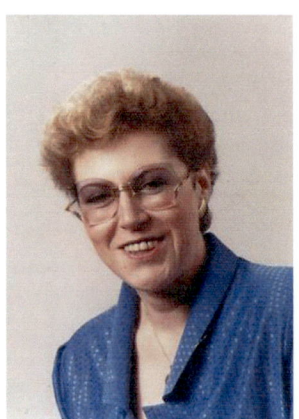

So sah ich nach meiner ersten Abnahme aus, nachdem ich etwas über 100 Kg abgenommen hatte.

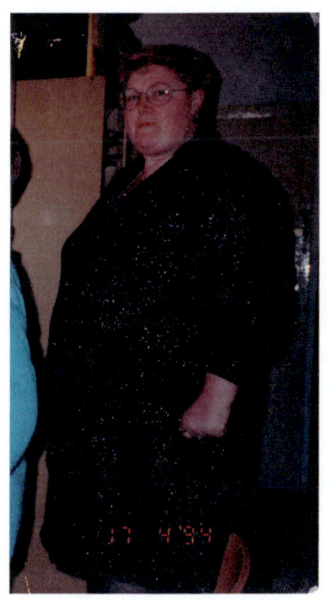 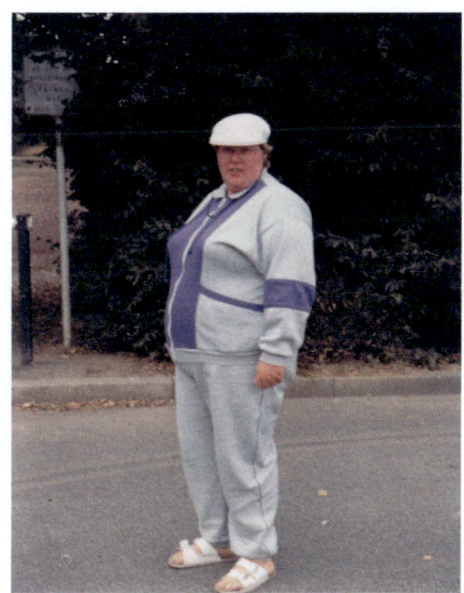

Nach einem halben Jahr „Schlanksein" nahm ich dann wieder extrem zu. Ich wog mehr als vorher. Das Kleid auf dem einen Bild ist selbstgestrickt, da ich mir häufig mit selbstgemachtem aushelfen musste. Weil ich die Kleidungsstücke teilweise nicht in meiner Größe bekam.

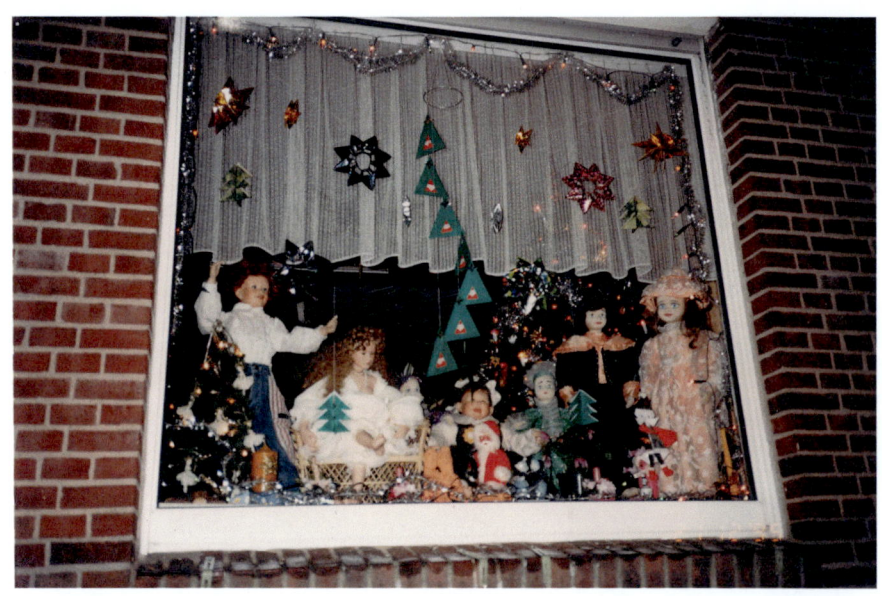

Hier mal ein Bild von unserem Fenster in unserem Haus in Holland. Ich habe das Fenster immer in liebevoller Kleinarbeit selbstgeschmückt. Früher wurden gerade in den Niederlanden die Fenster oft so mit selbstgemachtem hergerichtet und mein Fenster zog immer die Aufmerksamkeit auf sich!

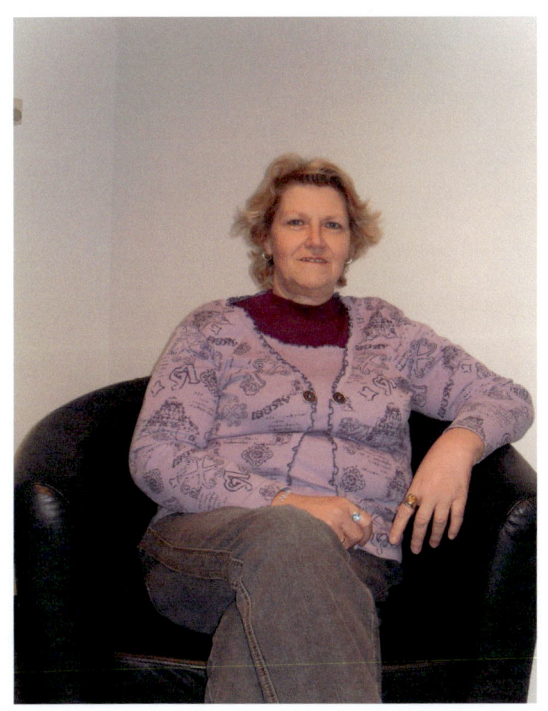

So sehe ich in meinem Alltag heute aus!

Meine besten Danksagungen für die Hilfe bei der Korrektur
dieses Buches gehen an:
Frau Galla, Herrn Jacobi und Herrn Weber